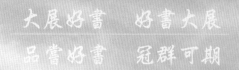

大展好書　好書大展
品嘗好書　冠群可期

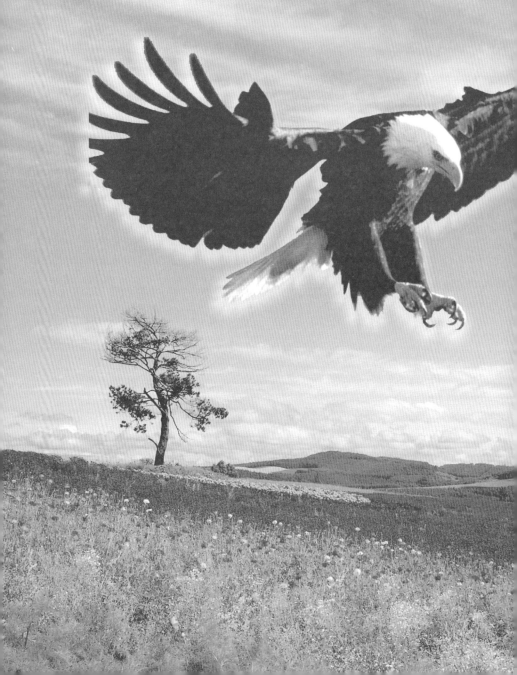

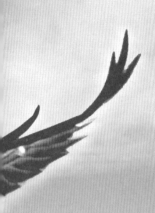

大展好書　好書大展
品嘗好書　冠群可期

壽世養生 ③

久 久

養生・壯陽・氣功

林東明 編著

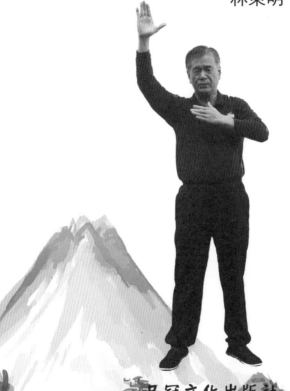

品冠文化出版社

國家圖書館出版品預行編目資料

久久養生・壯陽・氣功／林東明 編著
——初版——臺北市，品冠文化，2019[民108.09]
　　面；21公分——（壽世養生；33）
　　ISBN 978-986-97510-9-4（平裝）
　　1.氣功　2.養生
413.94　　　　　　　　　　　　108011149

久久養生・壯陽・氣功

編　著／林　東　明
責任編輯／艾　力　克
發 行 人／蔡　孟　甫
出 版 者／品冠文化出版社
社　　址／台北市北投區（石牌）致遠一路2段12巷1號
電　　話／(02) 28233123・28236031・28236033
傳　　真／(02) 28272069
郵政劃撥／19346241
網　　址／www.dah-jaan.com.tw
E-mail／service@dah-jaan.com.tw
登 記 證／北市建一字第227242號
承 印 者／傳興印刷有限公司
裝　　訂／眾友企業公司
排 版 者／千兵企業有限公司
初版1刷／2019年（民108）9 月

定　價／300元

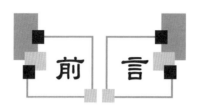

前 言

　　本書為真人實事記述，筆者親練久久養生壯陽氣功後之心得及實際經歷。

　　生、老、病、死乃人生必經過程，年輕時為了生計、為了工作、為事業打拼，期盼改善人生，讓自己及家人過著溫暖幸福的生活。但身體宛如機器，不停運轉、操作，難免會有病痛。

　　想想：當你身體有不舒服或病痛，到醫院看病時，你將會發覺除空氣不佳外，掛號要排隊，看診的人又多，待診時間又長，若再碰到劇痛或非常不舒服，急找醫生診療止痛時……那種心情，才能體會最好不要生病，亦才能感覺健康之重要。機件用久了會老化、會故障，零件亦需更新。何況是人？當您賺到了錢，有閒、有錢時已是近中年，活力、體力已非往昔，健康亦慢慢亮

起紅燈。

　　常言：萬貫家財比不上健康之身體。當您失去了健康，即使擁有滿腹才華與抱負也無法展現。或坐擁萬貫金山、銀山，住的是皇宮、豪宅，吃的是山珍海味、美酒把飲，美女依偎，躺著是黃金龍床，鋪蓋的是金鈔銀幣……卻皆無福享樂，人生又有何意義呢？可見當您失掉健康時，方知健康的可貴。

　　要活就要動，運動不僅可促進血液循環及心肺功能、舒暢筋骨、紓解壓力，亦可預防骨質疏鬆、高血壓、高血脂，降低罹患心血管疾病、心肌梗塞、心臟麻痺、猝死、糖尿病、肺癌、乳癌、憂鬱症和失智之風險，亦能強心益肺，提高新陳代謝，增強免疫功能，強化肌肉和骨骼，減少關節酸痛及脊椎骨折、心情愉快、意氣風發、昂首闊步、自信心滿滿……等諸多益處。

預防勝於治療

　　任何疾病發生必有因，諸如熬夜、睡眠不足、營養不良、飲食不均、生活無規律、缺少運

動、免疫力減退、肥胖……，只要防範於事先，使它不致發生或減少發生，就不必花錢看病又受罪。常聞：家中一人倒（病），全家亂糟糟，顯見健康之重要。

要健康就要運動，無論「久久養生壯陽氣功」、太極拳、外丹功、元極舞、神功、跳舞、游泳、爬山、跑步……等皆有益健康。

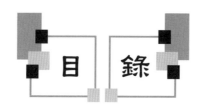

目　　錄

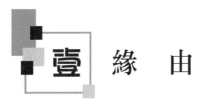

壹 緣 由

二十餘年前，筆者在中正紀念堂樹蔭下做運動時，友人贈送一本練功講義，翻閱後由於動作簡單、易學，無意中跟著內容、圖樣、步驟起舞，當初僅偶爾練練，並未刻意勤練，亦不知練後之功效。

一、無心插柳柳成蔭

爾後無意間在閱及報章雜誌及網路刊載，專屬女性產後恢復苗條體態，預防子宮下垂，恢復子宮收縮機能及產後尿失禁等現象的凱格爾運動㊟內有關提肛、收縮運動，亦有助於男性性功能的提升，方再引起筆者更多興趣與練習。

雖然凱格爾運動與筆者所練稍有雷同，但其效果及動作較不明顯。後再參酌該本講義，各門派練

功法、報端剪輯等招數彙整、融合、改良，每日加以練習，數月後屢試不爽，效果竟讓人意想不到。尤其性功能的提升、持久、耐操，能使異性高潮迭起，舒爽無比的快感，自覺這才是男人，這才是彩色人生。如人飲水冷暖自知，練過方知功效。

　　至今已隔二十餘年，健步依然如飛，膀胱強而有力，尿道通暢不失禁，性功能猶如三十餘歲，雖近七旬，尚能讓異性稱心如意，高潮數起，快感、舒服、興奮。一次次「慾猶未盡」時，你將會感覺打遍天下女性無敵手，非我莫屬。

　　由於練就本動作後，不僅對男性性功能的提升至為明顯，對女性產後恢復苗條體態，預防子宮下垂，對子宮收縮、尿失禁……等助益亦非常顯著。

　　根據調查，40歲以上的台灣男性，每五人就

　　【註】凱格爾運動（kegel exercise），又稱骨盆底肌肉收縮運動，簡稱提肛運動。於1948年由美國阿諾‧凱格爾醫生公布，藉由重複縮放部份的骨盆底（Pelvic floor）肌肉進行，用以幫助孕婦準備生產，降底尿失禁、婦女的產後尿失禁及男性早洩的問題，也能增進陽具的勃起硬度等級。

有一人有性勃起功能障礙（俗稱陽痿，指的是性行為時，陰莖無法達到足夠的硬度以進入陰道或無法維持硬度完成性行為）、早洩（指男性缺乏控制射精的能力，陰莖準備進入或剛進入陰道時，馬上就射精），保守估計至少亦有三百萬人以上有此困擾。

怪不得報章雜誌、電視、網路、電台……常閱聞：四十歲以上男人不要只剩一張嘴，查甫人（男人）在女人面前不能說不行。當男人上戰床（床上）表現大男人雄風與氣概時，竟然軟趴趴的無法衝鋒陷陣，舉而不堅，堅而不挺，甚至聞風不動或身邊的她還未表示反應時，你卻已敗陣、吐奶（射精）而「陣亡」，悵望搖頭嘆息，不僅失掉了男人的雄風與面子，一塊香噴噴的上等肉放於嘴巴上竟然無法下嚥享受時，是何等悲哀與捶心。

隨著年齡增長，男過四十歲以後，各種器官機能亦慢慢退化，性功能亦慢慢減退，三高、尿失禁、解尿困難、膀胱無力、滴尿、勃起功能障礙、不彰、早洩、不舉、攝護腺肥大……等亦漸漸隨之產生。

　　經查訪四、五十歲中年男性，常有「沒辦法」，好久沒作愛作的事，或一個月僅敷衍一～二次。再問及做愛時間多久？有否給過老婆或心愛的人高潮、興奮、舒爽過嗎？短短五～十分鐘上車、下車，老婆或心愛的人怎能體會到高潮那種快感、舒服、興奮的樂趣呢？甚且尚有臨門不入、一觸即發、郵差丟信，老婆或心愛的人慾猶未盡，只能搖頭，暗罵「沒路用（無能）的男人，老娘還沒享受你卻不行了。」顯然力不從心，怪不得電視、電台、報章雜誌、坊間販賣提振男人雄風的壯陽藥、補藥那麼暢銷。怪不得願花大錢去練鐵錘吊陰莖、陰囊的××神功？

　　查甫人啊！查甫人（男人）如果不能讓老婆或心愛的人滿意、興奮、高潮、舒爽、快感時，如果在她們面前軟趴趴的抬不起頭來，如果一次、二次不行，你的她將會看破，偷腥或外面找安慰，你將會有婚姻危機的風險。你願做個沒路用的查甫人（男人）嗎？

　　來！只要有心，常練久久養生壯陽氣功，你將會有意想不到的效果，你將會翻轉人生，黑白變彩

色，多采多姿宛如筆者，走路有風，笑容滿面。

二、不是藥，亦不是萬靈丹，
##　　而是種多功能健身運動

久久養生壯陽氣功，不是藥，無法立即見效，亦不是萬靈丹，而是練後（三個月後）遇強更強，遇弱轉強，是種養生、延壽、保健、強身、預防、增強免疫功能，亦可壯陽，提升性功能的運動。男、女皆可練習。

三十歲以後，常練久久養生壯陽氣功，可預防疾病的發生，增強體能，儲存日後的精力、體力。

四十歲以後，常練久久養生壯陽氣功，亦可保持健美身材，維持男性雄風。

五十歲後常練久久養生壯陽氣功，不僅健康有活力，青春再來，雄風再現，散發著活潑有幹勁。

久久養生壯陽氣功強調的是「呼吸吐納、提肛壯陽、養生、保健」。吐出的是體內廢氣。於練功時吸進微微的涼風所帶來清新的空氣，那種心胸舒暢，精神愉悅，那種舒爽的涼風吹進心坎裡的感

受，你將體會練久久養生壯陽氣功是非常值得。

三、融合氣功、養生、壯陽、
　　強陰、健身

久久養生壯陽氣功融合氣功、養生、呼吸吐納、踮腳、提肛、吞津等各式動作，氣功不僅可改善精力、體力、筋骨舒暢、活化氣血、消除各種酸痛及氣血循環不佳所引起的老化怠倦、疲勞、酸痛、肥胖。還具有去除壓力、疏暢血液循環，使體力、精力充沛的功效。

吐納亦是氣功之部份，以鼻緩緩將清新乾淨的氣吸入體內，同時將體內的廢氣吐出、吐盡，藉以減少體內的毒素及口臭，預防各種疾病之產生。而踮腳亦可預防中風、癡呆、降血糖、血管通暢，降低延緩老化，改善體弱，不易駝背，健康有活力。提肛不僅可強陰壯陽，更能改善膀胱無力、解尿困難、尿失禁、早洩、性功能障礙，提升性能力，對女性子宮收縮，預防子宮下垂，強化骨盆腔肌肉……等諸多功能。

※**氣功**：是透過呼吸吐納、肢體動作及意志力為基準，以調身、調心、調息合一，作為養生鍛鍊方法，以達到心身健康、強化筋骨、肌肉、增強免疫功能、避免病痛，達到延年益壽為目地之運動。

四、一招半式亦可闖蕩江湖

「久久養生壯陽氣功」不僅易學，招數亦是你、我常見、常用的動作，只是目的不同，所練動作有所差別。

每一招式之焦點在於「呼吸吐納」、「提肛壯陽」，每一招式皆集中於下腹部（性器官）。吸氣時踮腳、屁股夾緊，吐氣時，放輕鬆，前凸後蹺或再配合其他肢體動作，簡單易練。

倘因時間或其他因素而無法將全部招式練完時，亦可擇其中一招或數招練練亦可。一招半式只要練之有恆，亦可闖蕩天下，奪取女人心。

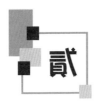

貳 真實感言

自四十餘歲開始習練久久養生壯陽氣功後，至今已有二十餘載，期間結交了不少異性熟女，皆能左右逢源，至今年近七旬，練就功夫後，竟能讓熟女個個叫好，宛如螞蟻嚐到甜（糖），多次高潮、興奮、舒服、快感，一次次想再要的表情，自覺能隨心控制、駕馭、征服女人，讓人有無限的驕傲與自信，顯見練就久久養生壯陽氣功，除性能力至今不變外，對身體健康及預防疾病確實有效。

「呼吸吐納」吸進的是清新、乾淨的空氣，吐出的是體內積存之廢氣，那種舒暢無比的感覺，總期盼親朋好友皆能共享。

它不僅能促進血液循環、擴大肺活量、增強心肺功能、減低氣喘、預防肺癌、促進新陳代謝、增強免疫力、延年益壽、塑（瘦）身健美、減肥、減少鼻子過敏、心肌梗塞、猝死、中風、老人痴呆、

改善膀胱無力、性功能障礙（陽痿）、性能力不足、尿失禁，以及膝蓋關節退化、酸痛……等諸多功能，尤其對男性性能力的提升，對女人產後子宮下垂、子宮收縮、無法控制的滴尿、失禁……等皆有明顯功效。

　為不失傳於後，願將所學與實際經驗以作公德之心相傳於人，藉以延綿不斷，延年益壽，幸福快樂。提振男人雄風，征服女人，讓女人又愛又喜，夫妻和樂，享受魚水之歡。

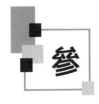 參 久久養生壯陽氣功之好處

「久久養生壯陽氣功」不外乎呼吸吐納，慢慢吸氣直至丹田（肚臍下約三公分）、提肛（屁股夾緊）、吞津（吞口水）、憋氣、再緩緩將氣吐盡，其最大功能在於呼吸吐納，強陰（女）、壯陽（男），強身、保健、養生……等。

一、不分場地，不論時間

任何場地，任何時間，室內或室外，床上床下，白天或夜晚皆可練習，不必依序步驟、次數，亦可擇其一或數招，站著、躺著亦可隨己意練習，惟因「久久養生壯陽氣功」著重於吸進清新、乾淨的空氣，故建議最好在清晨五點至八點前，空氣最佳時段或於樹蔭底下。

二、不分年齡、性別、階層及工作別

警察、保全、守衛、軍公教、上班族、櫃檯人員……終日站著、坐著這些人，痔瘡為何特別多？為何鮪魚肚愈來愈大？為何心肌梗塞、猝死、過勞死、中風、肥胖……等屢見於報端、電視上。這些久站、久坐或賴床不動，或欠缺運動者，必衍生諸多健康問題！

「久久養生壯陽氣功」練法簡單，除不受場地、時間限制外，亦不受年齡、性別、工作別及階層限制，只要抽空站著，伸伸手，踮踮腳，提提肛，久之你將會有意想不到的效果。

「久久養生壯陽氣功」不僅可保男性或女性魅力，精力充沛，精神抖擻，容光煥發，健身又可壯陽，對女性而言，瘦身、美容、魅力永在，亦可預防子宮下垂、產後之尿失禁、頻尿、膀胱無力……等。

三、性功能增強、持久耐操
（實際經驗談）

常練「久久養生壯陽氣功」一些時日後，你將會感覺性功能增強，持久耐操，控制自如。

筆者自四十餘歲練功後，結交一異性朋友長達十餘年，期間在無太大心理壓力下，兩情相悅，每週兩天做愛做的事，皆會讓其舒服、快感、高潮達六～八次。

至年逾六十餘，每週二～三天，每次更能三～四次達到高潮，如以月計可達四十餘次，一年就達數佰次，十餘年來總估應有四仟餘次讓其舒爽、快感、興奮。此影此形永難忘懷，自感無限驕傲。故常笑傲一年所作之高潮，可能比他人一輩子皆無法達到的境界與次數。

雖年近七旬，至今魅力依舊不減，戰績依然不退。此乃練「久久養生壯陽氣功」後累積的體力與輝煌之成果。

常言：練兵千日，用兵一時，為保持健康、體力及強精壯陽功能，二十餘年來，無論刮風下大

雨，從無間斷，每日清晨六時左右必在空氣清新的樹蔭下練功，以致造就身材健美，體力、精力及性功能歷久不衰。

四、改善腰酸背痛、鼻子過敏、膝蓋關節酸痛、退化、無力、腳底筋膜炎、灰指甲，增強了肺部功能（以下所述皆是真實事件）

(1) 腰酸背痛

腰痛背痛一直困擾筆者多年，經醫生檢查結果為坐骨神經（俗稱骨刺）引起的，歷經中醫診治、針灸，西醫物理治療、民俗療法……，效果不大，依舊酸痛或腿麻，後練「久久養生壯陽氣功」後，確已改善甚多，甚少酸痛或麻。

(2) 鼻子過敏、打噴嚏

鼻子過敏、打噴嚏亦讓筆者困擾幾十載，打從年幼起，每逢清晨醒來必定「哈啾」「哈啾」打個不停，鼻塞亦是司空見慣，常將原因推予空氣潮濕

或家中塵蟎。

但練「久久養生壯陽氣功」後，因用鼻子吸氣，吸入的是清新、乾淨的空氣，吐出的是體內廢氣與毒素，久之鼻子過敏現象不再發生，哈啾、打噴嚏、鼻塞等現象也不藥而癒。

(3) 膝蓋關節無力

每當走樓梯或爬山時，總覺得膝蓋無力，其聲卡卡的，經醫生診斷為退化性關節老化。

後練「久久養生壯陽氣功」後，因每一動作必需踮腳尖、提肛等動作，久之膝蓋關節竟然不再無力，膝蓋亦不會感覺卡卡的。筆者曾於2014年隨團赴張家界旅遊時，天門洞共有九佰多20公分寬無平台的階梯，僅稍作休息三次就直攻山頂，顯見久久養生壯陽氣功後之功效。

(4) 腳底筋膜炎不再發生或疼痛

腳底筋膜炎亦困擾筆者多時，走起路來疼痛不已。但練「久久養生壯陽氣功」後，招招皆要踮腳尖，久之腳底筋膜炎竟不再疼痛，亦完全康癒了。

(5) 灰指甲不藥而癒

筆者曾罹患灰指甲（腳部）病症，腳趾甲由正常顏色逐漸變成泛黃至黑，趾甲前端與腳趾肌肉漸有剝離，雖至醫院求診並開具藥丸及藥膏擦拭，但筆者並無遵照醫生指示擦拭、服藥及回診。

由於每練「久久養生壯陽氣功」，在天候稍佳時，必會光著腳站於樹蔭下練功，未知是否此因，罹患的灰趾甲竟也不藥而癒。

(6)「她」不再使用安眠藥，一覺睡到天亮

「她」幾乎天天要靠安眠藥二粒方能入睡，經與筆者認識後，其坦言早已愛慕在心，期盼深交。一週後約其作愛作的事，竟讓其享受前所未有的高潮達八次之多，既興奮、快感又舒服。

自當日起竟不用安眠藥卻能一覺睡到天亮。爾後，其更主動邀約皆能讓其達到無比舒爽、快感的滿足。而筆者憑著「久久養生壯陽氣功」的功力，亦不失其所望。

如今，安眠藥不用了，滿臉笑容，容光煥發，

臉色亦變得白潤、光澤有氣色，宛如少女談情說愛，詩情畫意般的情懷。

(7) 擴大肺活量，增強心肺功能

「久久養生壯陽氣功」練的是呼吸吐納，其最大益處在於吸進清新空氣、負離子及芬多精，不僅有益健康、擴大肺活量，增強心肺功能，呼吸變得舒暢，降低走路、爬坡及氣候引起的氣喘，亦可預防油煙吸入所引起的肺癌及各種疾病。

五、隨心所欲，控制自如

常練「久久養生壯陽氣功」後，除性能力增強外，對早洩及勃起功能障礙將會有顯著改善，尤其對閨房之樂，延長戰線（時間）或久戰不敗（洩）皆能隨心所欲，控制自如。

六、下體部位（陰部）膀胱力道增強

「久久養生壯陽氣功」首重呼吸吐納、提肛

（屁股夾緊），重心皆在腹部、下體重要部位。踮腳尖→提肛→吞津（吞口水）→憋氣→吐氣。久練後不僅下體部位膀胱力道增強，亦可控制尿液的排放或暫停。

常見中、高年長者上廁所或久站、久坐、久憋致尿尿排不出或尿後甩個不停，還是有尿，尿滴排不乾淨，甚至滴到馬桶外、地面上、鞋面或內褲內，以致內褲（男、女）尿尿之處泛黃，產生難聞、嗆鼻之尿騷味，不僅不美觀，不衛生，不舒服，旁人亦會避而遠之。

常練「久久養生壯陽氣功」後，對許多婦女或中、高年長者羞於啟齒的尿失禁、尿床、大便失禁，或工作壓力大、生產、流產……等原因導致漏（滴）尿、頻尿、失禁、解尿困難……等皆可明顯改善。

七、神高氣昂，精神抖擻，自信心滿滿，笑口常開

「久久養生壯陽氣功」雖首重於踮腳尖、提肛

（屁股夾緊），但亦重於呼吸、吐納，吸進新鮮空氣，吐出體內之廢氣毒素，慢慢用鼻子吸氣，再慢慢用嘴巴吐氣。

尤其在清晨樹蔭底下，微微的涼風，配合吐納的節奏，你將會感覺全身舒暢，肺活量明顯增大，神清氣爽，感覺年輕有活力、精力十足，走起路來昂首闊步，一付雄糾糾氣昂昂的態勢，自信心滿滿，笑口亦會常開，體力、精力絕不輸於年輕人。

八、健康，美容，瘦身，肌膚光滑潤澤、有彈性

「久久養生壯陽氣功」藉著吸氣、吐氣循環運行，吸進的是清新的空氣，吐出的是體內廢氣與毒素，不僅可減少口臭及體味，呼吸道順暢，降低過敏體質，亦能減緩老化，使肌膚光滑亮麗。

同時藉下腹重要部位往後下壓，往前上凹等收、放動作，不僅可減肥、啤酒肚亦不見了，變得身材苗條，容光煥發，肌膚光滑亮麗，身體健康無病痛。

九、延年益壽，耳聰目明，
　手腳靈活，身體健朗

　　筆者一堂兄，日據時代當兵時，一日本人教其呼吸吐納，其練法僅著重於吸氣→吐氣→吸氣→吐氣等循環動作，其吐納法雖與「久久養生壯陽氣功」稍有類似，但並無踮腳尖→提肛→吞津→憋氣→吐氣等連貫動作。

　　由於堂兄居住在鄉下，晨間空氣清新，久練吸氣、吐氣，九十餘歲健步如飛，身段柔軟，尚能吊單桿，亦無需枴杖及攙扶，直至九十有四不慎跌倒而壽終。

　　「久久養生壯陽氣功」藉著呼吸吐納，吸進清新空氣，再配合提肛、吞津、憋氣、吐氣，久練之後，不僅有益健康，耳聰目明，身體健朗，亦可延年益壽。

十、改善性功能障礙，性能力不彰，早洩，增強性能力、持久、控制，預防女性產後子宮下垂，尿失禁，大、小便失調，膀胱無力，頻尿，攝護腺肥大…等，亦能幫助子宮收縮，瘦身減肥（肥胖）

物有本末，術業有專攻，無論太極拳、猴拳、詠春拳、外丹功、元極舞、養身功……終其目的皆為強壯身心，健康有活力，延年益壽，遠離病痛……等，而「久久養生壯陽氣功」不僅有上述的功效外，其最大目標在於改善性功能障礙、性能力不彰、膀胱無力、早洩、不舉、大、小便失調、失禁、頻尿或久站不尿、解尿困難，增強男性性能力、持久能控。

尤其對女性朋友，亦可預防產後子宮下垂所引起的尿失禁、頻尿……等，尤其能快速恢復產前苗條身材，幫助產後子宮收縮，皆有顯著預防改善之效。

凱格爾運動與久久養生壯陽氣功

依據英國郵報及國內報端刊載：凱格爾運動對產後子宮收縮，預防子宮下垂有效。對男性性功能的恢復亦有助益。凱格爾運動又稱提肛或會陰收縮運動，該運動可強化骨盆腔肌肉的功能，增加群肌的張力，進而改善大、小便失禁的症狀。

凱格爾運動可訓練尾骨至恥骨中的骨盆腔肌肉（即下體重要部位處），這群肌肉支援膀胱收縮功能及性交功能，其練法僅在提肛、收縮，雖有助產後子宮收縮、尿失禁改善功能，亦能對男性性功能的恢復有所助益，與久久養生壯陽氣功有異曲同工之效，但其效果稍慢且較不明顯。

凱格爾運動練法，其雙手插著腰站立，然後屁股夾緊（提肛）→放鬆→提肛→放鬆，前凸後蹺，反覆練習。坐時，放鬆腹部，肌肉進行收縮提肛。平躺時，上凸下放，提肛收縮。其動作雖在於收縮及提肛，但因力道不足，效果緩慢。

而「久久養生壯陽氣功」的特點在於緩慢動作，以鼻慢慢吸進清新空氣，藉著慢慢吸氣的同

時，踮腳尖→提肛（屁股夾緊）→吞津（吞口水）
→憋氣→再緩緩放輕鬆，同時以微張的嘴巴慢慢吐
氣，直至氣盡。如此反覆練法，故力道較大，效果
亦比凱格爾運動較為明顯。

十一、節省金錢，避免傷身又傷財

男人到四十歲後，由於體力、精力亦逐漸減
退，焦慮、煩躁，性趣缺缺，舉而不堅，堅而不
久，陽痿、早洩、膀胱無力……等。

為了找回男性尊嚴與氣概，要強！要猛！不
想在女人面前說「不行」，不想被女人笑謔僅剩一
張嘴，往往到坊間購買壯陽藥、印度神油……或花
大錢去學在陰莖或陰囊上吊掛鐵錘的××神功或
尋找中醫藥草壯陽偏方……或食補牛鞭、虎鞭、
鱉蛋、補腎。其目的皆想提振男人雄風，為了那根
「小弟弟」竟也費盡心思。雖偶爾能短暫抬頭，但
效果往往不彰，依舊力不從心，抬不起頭來，傷財
又傷身。

而女性亦復如此，為了產後子宮下垂引起的膀胱無力、尿失禁、頻尿、漏尿……等難以啟齒的症狀，偷偷尋找坊間偏方、藥材……非不得已方找泌尿科醫生診療，如此不僅浪費時間、金錢亦傷了身體。

常練「久久養生壯陽氣功」後確能達到改善及預防大、小便失禁、頻尿、排尿困難、膀胱無力的功效，亦可提升男性性功能，變得有「夠力」、有「凍頭」，健康有活力，節省了荷包又可強身。

十二、增進夫妻感情，享盡閨房之樂
（偷腥之無奈──四十餘歲熟女之告白）

男人至四十歲後體力、精力及性能力慢慢減退，性功能不彰，導致性趣缺缺，陽痿、軟趴趴的抬不起頭來，無法滿足妻子（或伴侶）性需求時，夫妻（或伴侶）感情就開始慢慢走下坡，甚至亮起紅燈──出軌，此乃是人生一大悲哀及無奈。

筆者友人結交芳齡四十餘熟女，抱怨同年層的老公不行，不舉，已有多年未曾親蜜過、碰觸或撫

摸過，故常獨守空閨、嘆氣，不僅浪費其青春亦感苦悶難眠，為了解決生理上的需要，除自慰外，不得不偷腥另找刺激。

顯見男人「不行」或不舉時，會衍生其他問題，不僅影響夫妻性生活、夫妻感情亦漸疏遠，甚至家庭破碎……。

你願做個不行的人嗎？你願在不知情下戴綠帽嗎？

來！常練「久久養生壯陽氣功」，讓你回復男人的雄風，勇又猛，持久又耐操，享盡閨房歡樂，增進夫妻情感，讓你的「她」天天等你回來哦！

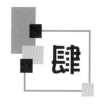

久久養生壯陽氣功練習注意事項

1. 每一動作皆是雙腳打開與肩同寬，眼睛平視或低於30度，可張開或閉著眼。

2. 速度愈慢愈好，呼與吸為一循環，每一分鐘約3-4下。

3. 踮腳尖、提腳跟、屁股夾緊（都是提肛）、吞津（就是吞口水，將氣再壓至丹田）、憋氣，皆是連貫性的，僅有數秒之差，任一動作皆有。

4. 每一動作前，必需將體內廢氣以微微張開的嘴巴吐盡，再用鼻子慢慢的吸氣，直至吸滿了氣。

5. 節與節間皆有間段調息動作。

6. 本氣功著重於吸進的是清新的空氣，吐出的是體內毒素、廢氣，故運動時間最好選在早晨、白天、空氣清新處或樹蔭下。

7. 氣功的定義在於呼吸吐納、肢體動作及意志力集中為基準，故於練功時，意志力應專注，勿與旁人聊天、嘻哈或漫不經心。

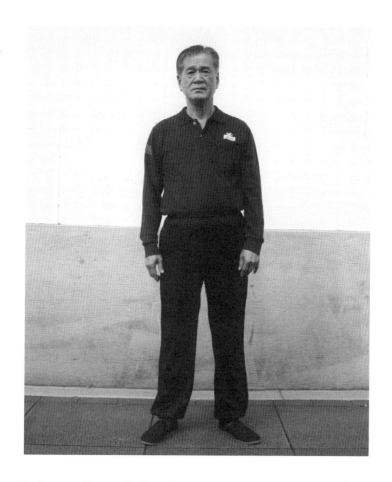

注意1　除收功外每一式動作皆是兩腳打開與肩同寬站
　　　　立，兩眼平視或低於30°，雙手自然垂放於身
　　　　體兩側。

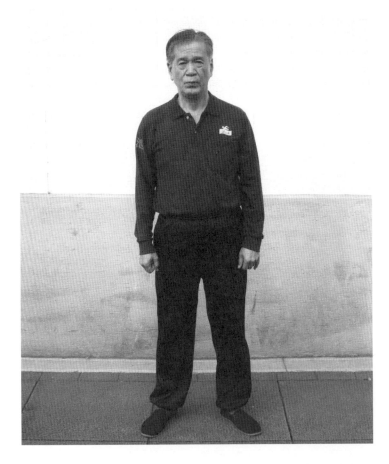

注意2　養生壯陽氣功每一式練法前，必需先將體內之
　　　　廢氣毒素以微微張開的嘴巴配合站立或彎腰慢
　　　　慢吐出吐盡。

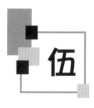

伍 久久養生壯陽氣功 前置暖身運動

暖身運動的目的，在於放鬆身體，疏暢心身及全身肌肉及骨骼柔軟度，預防練功時，彎腰或扭轉時受到筋骨傷害，以作後續動作的前導。

一、左、右手擺動——各十下

雙腳打開與肩同寬，站立雙手自然垂放於身體兩側，手心向後，吸氣與吐氣與平常呼吸一樣，雙手及上半身往左、往右擺動。

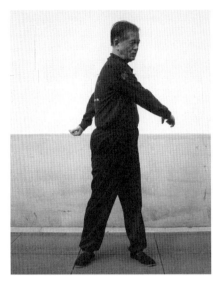

暖身一之1
雙手及上半身往左擺
動。

暖身一之2
往右擺動。

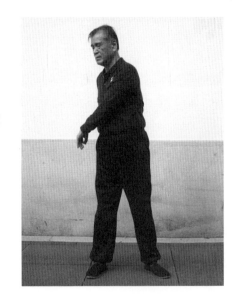

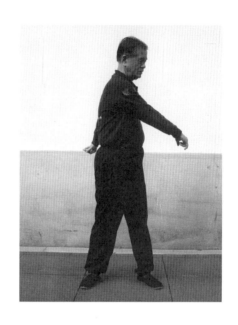

暖身一之3
再往左擺動。

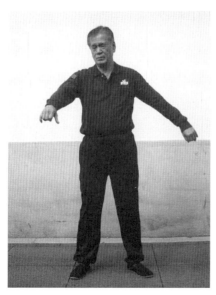

暖身一之4
再往右擺動。

二、雙肩一上一下轉動
——前、後各十下

　　雙腳打開與肩同寬，站立不動。右肩提起手心向下，左手向下伸，手心向下，右手由胸前作逆時針上下圓弧旋轉，左手由下往上提，作順時針與上半身上下旋轉——十下。

　　再換左肩提起，手心向下，右手手心變向下，左手由胸前作順時針方向上、下圓弧旋轉，右手由下往上作逆時針方向與上半身上下旋轉。

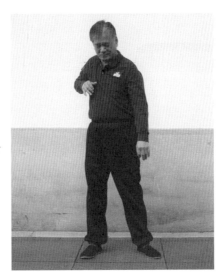

暖身二之1

雙腳打開與肩同寬，
右肩提起手心向下，
由胸前作逆時針上下
圓弧旋轉。

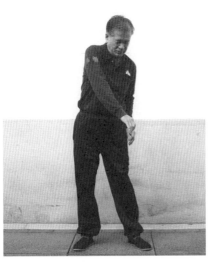

暖身二之2

右手作逆時針旋轉，左
手亦由下往上作順時針
與上半身上、下旋轉。

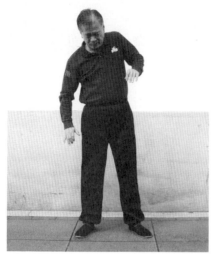

暖身二之3

再換左肩提起，手心
向下由胸前作順時針
方向上、下圓弧旋
轉。

暖身二之4

右手由下往上作逆時
針方向與上半身上、
下旋轉。

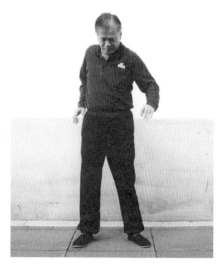

三、臀部左、右轉動——左、右各十下

　　雙腳打開與肩同寬，站立，自然呼吸。將雙手虎口向下插於腰部，身體臀部（屁股）慢慢的盡量往後翹，由左依順時針方向作360度圓形旋轉——十下。

　　再由右作逆時針方向，亦作360度圓形旋轉——十下。

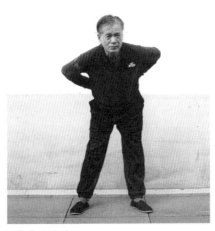

暖身三之1
雙手插腰，身體稍向前彎，臀部盡量往後翹。

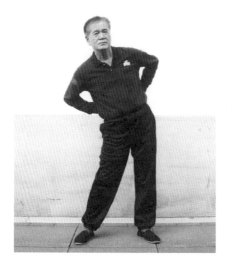

暖身三之2
由左依順時針方向
作360°圓弧旋轉。

暖身三之3
再換右稍停。

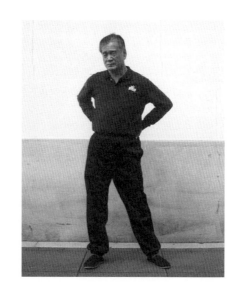

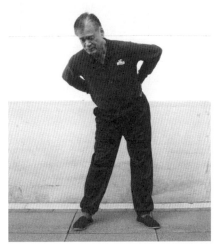

暖身三之4

再由右作逆時針方向作360°圓弧旋轉。

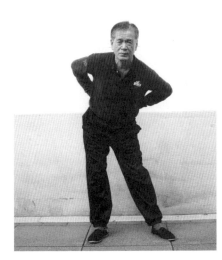

暖身三之5

由右作逆時針方向旋轉。

四、前彎後仰——各十下

雙腳打開與肩同寬，站立，以鼻自然呼吸，雙手握拳貼放於背腰上。頭與腰盡量彎腰往下，再將頭及腰再盡量往後仰，同時將握拳之雙手隨著身體彎腰及後仰時用力上、下來回搓著腰背，如此前彎後仰握拳搓壓，反覆動作——各十下。

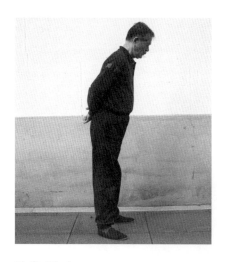

暖身四之 1

雙手握拳貼放於背腰上，頭與上身盡量彎腰往下。

暖身四之2

彎腰，在彎腰時雙手
由背部上、下搓動。

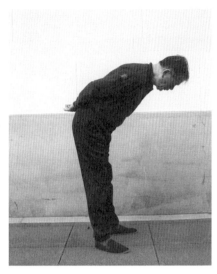

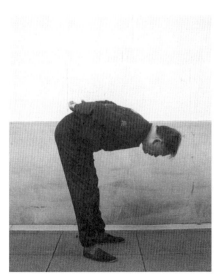

暖身四之3

再彎腰，雙手依舊於
背部。

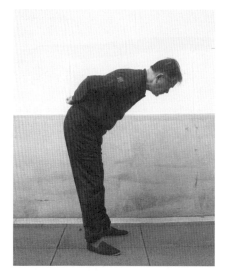

暖身四之4

再慢慢將上身、頭部
挺起，雙手還是上下
搓動。

暖身四之5

身體挺直後再往後
仰，雙手依舊於背
部上下搓動。

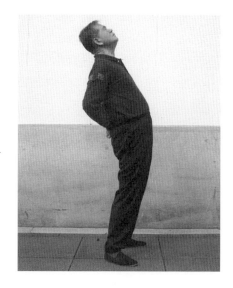

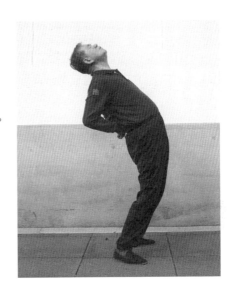

暖身四之6
盡量將身體往後仰。

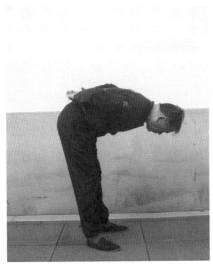

暖身四之7
再往前彎。

五、雙肩前、後扭動
——各十下

　　兩腳打開與肩同寬，站立，兩眼平視或低於30度，雙手手心向下，身體放輕鬆，將雙肩由前往後作360度扭轉，雙手亦隨之旋轉——十下。

　　再由後往前作360度扭轉，雙肩、雙手亦隨著旋轉——十下。

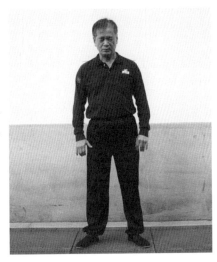

暖身五之1

站立，雙手手心向下
自然垂放於身體兩
旁，眼睛可張或閉。

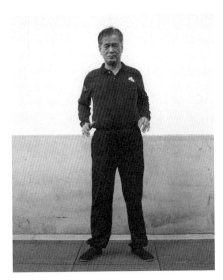

暖身五之2

雙肩由前往後作360°
扭轉，雙手亦隨之旋
轉。

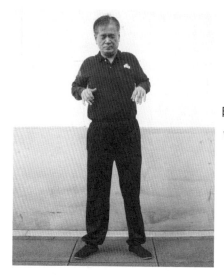

暖身五之3
由前往後作360°扭轉。

暖身五之4
雙肩再由後往前作360°
扭轉。

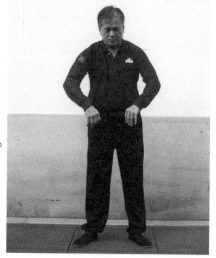

六、頭部前低、後仰‧左、右轉動
——十下

　　兩腳與肩同寬，站立，兩手插腰，兩眼閉或
張，視線隨著擺動方向轉動。首先將頭部向前低下
→再往後仰→再往左轉→再向右轉，如此前低後
仰，左、右轉動為一循環——十下。

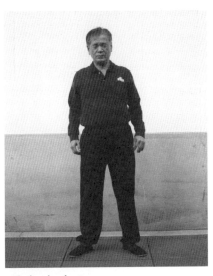

暖身六之1
雙腳打開與肩同寬站立，雙手
自然垂放於身體兩旁。

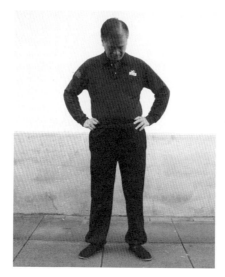

暖身六之2

插腰，首先將頭部向前低。

暖身六之3

往後仰。

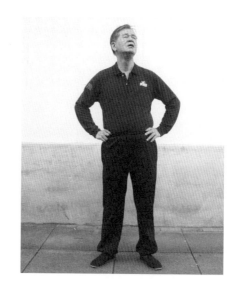

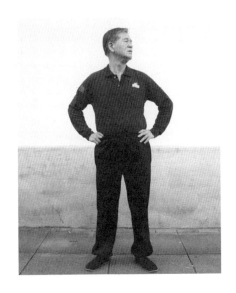

暖身六之4
再往左轉。

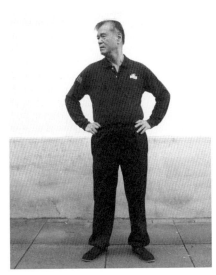

暖身六之5
再往右轉。

七、手、腳甩擺──十下

兩腳與肩同寬，站立，兩眼平視或低於30度，雙手自然垂放。

（1）右腳提起，左腳站立，雙手稍為拉起，當右腳、小腿往前往後來回踢時，雙手稍作彎曲，掌心相向，相互擺動，如此動作──十下。

（2）再換左腳，右腳站立，將左腳、小腿拉起，往前、往後來回踢，同時雙手亦稍作彎曲，掌心相向相互擺動，此動作亦作十下。

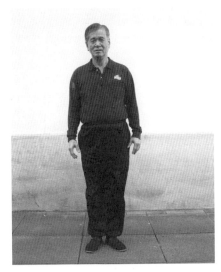

暖身七之1

站立，雙手自然垂放
於身體兩旁。

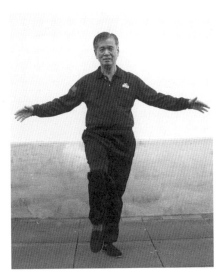

暖身七之2

左腳站立，右腳提
起，雙手亦稍拉起，
右腳、小腿往前往後
來回踢，雙手亦相互
擺動。

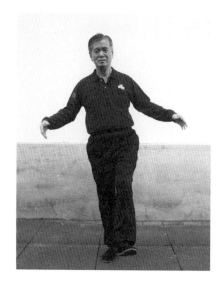

暖身七之3

再換左腳提起，右腳
站立，將左腳小腿往
前、往後來回踢，雙
手亦相互擺動。

陸　久久養生壯陽氣功練習要領及功效

吐納：

吐納就是呼與吸，以鼻吸進清新的空氣，以微微張開的嘴巴吐氣，吐出的是體內廢氣、毒素。吐納為氣功基準之一，其最大特點在強化人體內部組織機能，透過呼與吸導引，充分誘發和調動腑臟的潛在能力，增強肺活量、強化心肺功能，藉以抵抗各種疾病延年益壽。

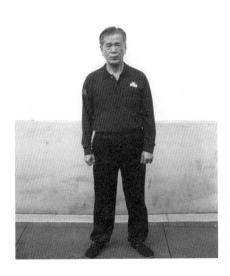

呼吸吐納 1
吐就是將體內的廢氣、毒素以微張的嘴巴慢慢吐出。

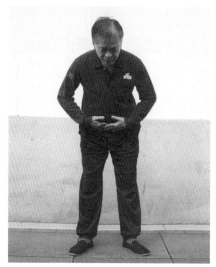

呼吸吐納2

吸就是將清新的空氣
用鼻子慢慢吸進直至
丹田。

呼吸吐納3

為吸進更多清新空氣
在吸進同時可踮著腳
尖。

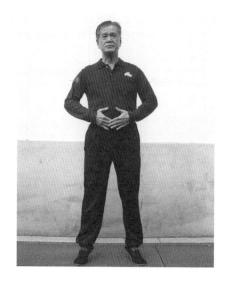

踮腳尖或提腳跟：

　　可讓血液供給心肌足夠的氧氣，有益心臟、心血管健康、活化腦神經、降低老人癡呆及中風、防止靜脈曲張、預防動脈硬化、疏絡筋骨、提升肝腎功能、降血糖、增強骨質密度及骨鈣素。

　　由於踮腳尖，屁股自然夾緊，不僅可改善膝蓋關節堅韌性，預防膝蓋關節老化、酸痛，亦可強精、補腎、健身、苗條、維持良好體態不駝背。

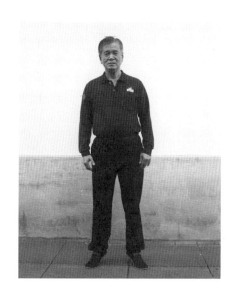

踮腳尖
將腳跟慢慢提起，屁股夾緊，呼與吸與平常一樣。

提肛：

提肛運動是收縮肛門，然後放鬆、反覆動作。又稱骨盆肌肉收縮運動。

為1948年美國阿諾‧凱格爾醫生提倡，常練可強化骨盆底肌肉群收縮（恥骨肌、提肛肌、尾骨肌、尿道括約肌等）及神經、血管各組織循環代謝活躍起來。

不僅可預防攝護腺腫大，對改善排尿困難，尤其對女性產後子宮下垂、子宮鬆弛所引起之尿失禁、漏尿及男性性功能不彰、性能力不足、勃起功能障礙、陽痿、早洩等具有改善及強精壯陽之效，對控制或減緩射精時間及增加高潮次數，增進閨房之樂亦非常顯著。

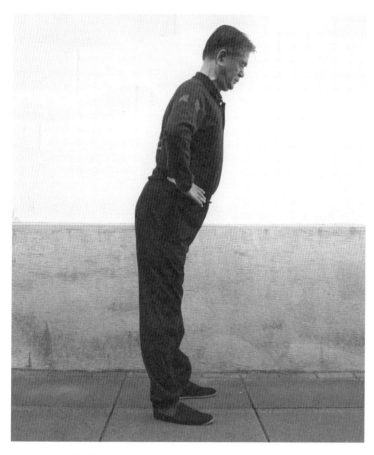

提肛1

吸氣時，屁股盡量往後翹往下壓。

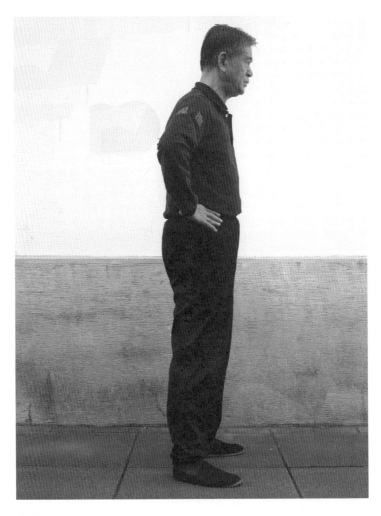

提肛 2
吐氣時，屁股（下陰部）夾緊，盡量以慢速度往前凸。

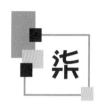

柒 吐納提肛基礎練法

　　身體自然站立，兩腳張開與肩同寬，兩手手心貼放於丹田上（肚臍下約三公分），吸氣與吐氣時皆要緩緩慢慢的，兩眼張開或時開時閉，意志力集中。

　　首先將體內之廢氣由微微張開的嘴巴（舌尖抵住下牙齦內側）慢慢的彎腰將氣輕輕的吐出，此時丹田會隨之內縮（可由貼放於丹田的雙手稍壓就會感覺），當氣吐盡時，雙手還是貼放於丹田上。

　　再慢慢用鼻子（舌尖頂於上顎）吸氣，隨著吸氣的同時，將身體慢慢的抬起，踮腳尖，屁股夾緊（提肛），當氣吸滿的同時吞津（吞口水）（將氣再壓下直至丹田），此時丹田會感覺外凸，憋氣。

　　數秒後，再慢慢由微張的嘴巴（舌尖抵住下牙齦內側）將氣再輕輕、慢慢的吐盡，同時將腳跟慢慢地放下，回復原來站姿，放鬆心情。

　　吸氣→吐氣為一循環，一分鐘約三～四次。並依循上述練法，用鼻子慢慢吸氣，雙手手心還是貼放於丹田上，同時隨著身體的提升—踮腳尖→屁股夾緊（提肛），直至吸滿了氣、吞津（吞口水），將氣再壓至丹田，數秒後，再慢慢吐氣，直到丹田之氣全部吐盡，腳跟亦慢慢放下，恢復原來姿勢，放鬆身體。

　　如此反覆練習，練至吸氣時能慢慢、細細、長長的吸滿了氣→提肛→吞津、憋氣。吐氣時亦能慢慢的、細細的將氣吐盡。

　　初練時常會遇到無法將氣緩慢而通暢的吸滿直至丹田，必須分二次或三次方能吸滿或吸氣後無法吞津（吞口水）將氣壓至丹田，感覺只吸入肺部或肚內。

　　或吐氣時，無法將氣緩慢的吐盡，亦必須分二次或多次，但只要依照前述練法，盡量將氣吸滿，踮腳尖→吞津→憋氣→吐氣。幾天後，自然會感覺吸氣時丹田處會凸出，吐氣時丹田亦會往內縮。如此就算成功，以後練習時就會得心應手。

　　「久久養生壯陽氣功」其功效不僅可強精壯

陽、預防性功能不彰、障礙、尿失禁、膀胱無力、延年益壽、健康、瘦身……外，最強調的是吸進清新的空氣，吐盡體內的廢氣，強化了肺部功能，故建議於練習或練功時，最好選擇在清晨五～八點或白天芬多精、負離子多的樹蔭下（公園、山上或車輛稀少、鄉間皆可）。吸進乾淨清新空氣，必定永保健康與美麗。

倘無法於空氣乾淨或清新場所練習時，可改僅練提肛、收縮、放鬆等動作。無論在公車上、捷運、火車、飛機上或與人聊天，只要站著或等紅、綠燈、等人、打發時間，皆可練習，惟不作深呼吸吐納。

因空氣污染，使負離子逐漸消失，同時產生過多的正離子導致生活品質日趨惡化，在正離子過多的空氣下，人們會感頭痛、神經衰弱、倦怠、過敏性疾病、呼吸道疾病……等症。

帶有負電荷的分子就稱負離子。負離子又稱空氣維他命，具有增強抵抗力、促進新陳代謝、改善睡眠、暢通呼吸道、擴大肺部功能、調整自律神經、降低血壓等功效。

負離子含量　個／立方厘米	空氣清新度	健康有益度
72000	非常清新	很有利
1500～2000	清新	較有利
1000～1500	較清新	有利
500～1000	一般	正常
＜＝500	不清新	不利

※芬多精：具有鬆弛精神、穩定情緒的作用。

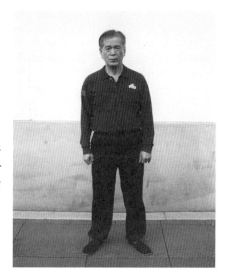

基礎之1

兩腳打開與肩同寬站
立，雙手自然垂放於
身體兩旁，以微張的
嘴巴慢慢吐氣。

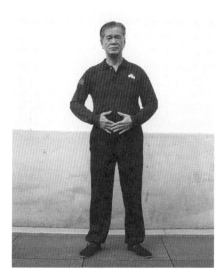

基礎之2

首先將雙手轉貼於丹
田上。

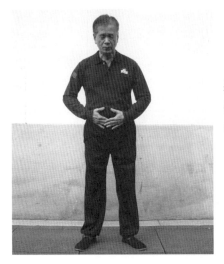

基礎之3

慢慢彎腰將體內廢
氣、毒素以微張的嘴
巴慢慢的吐出。

基礎之4

彎腰，將氣吐盡。

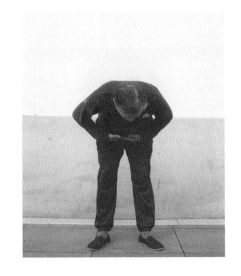

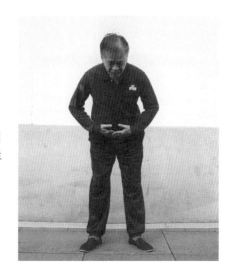

基礎之5

再慢慢以鼻吸氣,同
時將身體緩緩的挺
起。

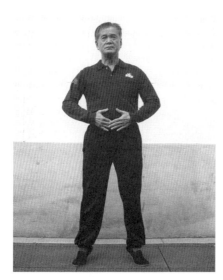

基礎之6

在將身體緩慢挺直
時,同時踮起腳尖,
此時已吸滿了氣、吞
津、憋氣。

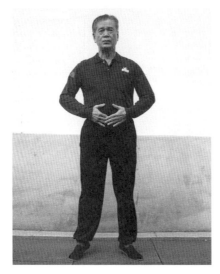

基礎之 7

數秒後，再慢慢用微
張的嘴巴同時彎腰，
腳跟緩緩放平吐氣。

基礎之 8

彎腰、吐氣吐至盡，
雙手還是輕貼放於丹
田上，再依基礎之 3
循環練習。

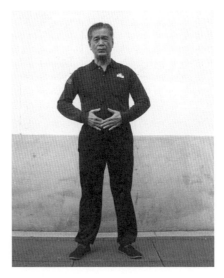

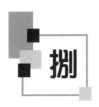

捌 久久養生壯陽氣功練法

第一式：呼吸吐納——十六下

兩腳打開與肩同寬，面對太陽，兩眼平視或低於30度。首先將雙手輕貼於丹田上（肚臍下方約三公分），同時慢慢彎腰，將體內廢氣先行以嘴巴（微張）緩緩吐盡，並以鼻（舌尖頂於上齶）慢慢吸滿清新空氣時，將身體隨著吸氣的同時，踮腳尖、屁股夾緊（提肛）、吞津（吞口水，將氣再壓下至丹田）、憋氣。

數秒後，慢慢吐氣，同時將腳跟緩緩放下，再繼續將腰、上身慢慢彎下，以微張的嘴巴（舌尖頂於下牙齦）慢慢將體內的廢氣吐出，同時將貼放於丹田上的雙手隨彎腰由大腿兩側向下滑至小腿，直

至氣吐盡時，雙手已垂放於雙腳前。

再緩緩吸氣的同時，雙手隨著身體慢慢挺起，手肘彎曲，手心向下並盡量張開，大拇指提至胸旁腋下時已吸滿了氣→吞津（吞口水將氣再壓至丹田），同時提腳跟（踮腳尖）→提肛（屁股夾緊）→憋氣，直至雙手拇指滑至腰際時，慢慢吐氣，腳跟再緩緩放下，放鬆屁股。

再繼續緩緩彎腰，慢慢吐氣，雙手拇指再沿著大腿兩側向下滑至小腿，直至氣吐盡時，雙手自然垂放於小腿前。

再慢慢吸氣，雙手由垂放處再隨著身體緩緩挺起，手心向下，雙手手掌盡量張開，手肘彎曲再慢慢提縮直至胸旁腋下，此時已吸滿了氣→踮腳尖→提肛→吞津→憋氣。

當雙手大拇指再滑至腰際時，慢慢吐氣，同時將腳跟慢慢放下，再繼續緩慢彎腰，慢慢吐氣→吸氣→吐氣，循環練習。

此動作：雙手手心輕貼於丹田上，慢慢彎腰隨同慢慢吐氣，直至氣吐盡。再慢慢將身體挺起，同時緩緩吸氣，雙手手肘彎曲縮回至胸旁腋下時，

踮腳尖→屁股夾緊（提肛）→吞津（吞口水，將氣再壓至丹田）→憋氣，直至雙手大拇指再滑至腰際時，再繼續彎腰慢慢以微張之嘴吐氣，同時將腳跟放下，雙手虎口張開，大拇指再繼續沿著大腿、小腿側邊，再垂放於小腿前，此時氣亦吐盡，放鬆心情。再慢慢挺起→吸氣→踮腳尖→提肛→吞津→憋氣→吐氣，如此循環練習。

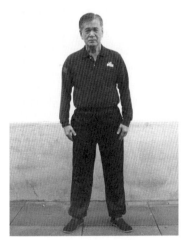

第一式之1
雙腳打開與肩同寬站立，雙手自然垂放於身體兩旁，眼平視或低於30°。

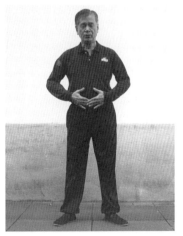

第一式之2
首先將雙手輕貼於丹田上，眼睛可時開時閉，慢慢將氣吐出。

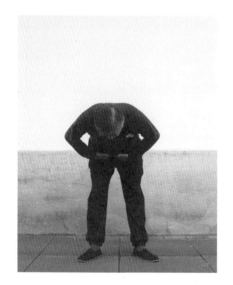

第一式之3

慢慢彎腰並將體內廢
氣以微張的嘴巴緩緩
吐氣、吐盡。

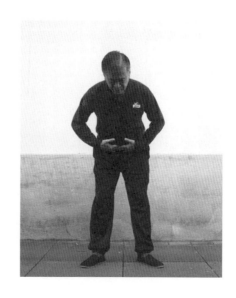

第一式之4

再慢慢以鼻吸氣。

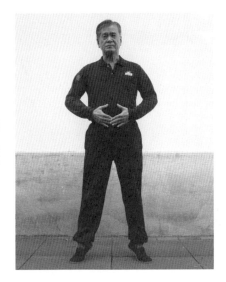

第一式之5

吸氣的同時，將身體慢慢挺直，在吸滿氣後踮腳尖、吞津、憋氣。

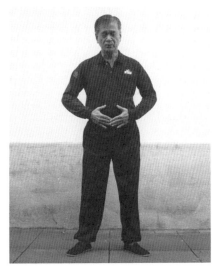

第一式之6

數秒後再慢慢以微張的嘴巴吐氣並緩緩彎腰。

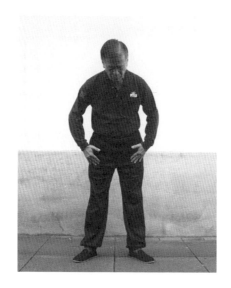

第一式之7

彎腰，慢慢吐氣，同時將貼放於丹田的雙手，隨彎腰由大腿兩旁滑下。

第一式之8

當雙手滑至小腿前，此時氣亦吐盡。

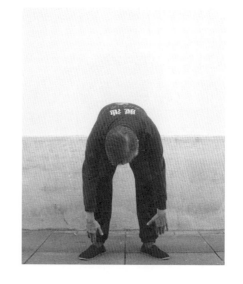

第一式之9

氣吐盡後雙手再慢慢由小腿、大腿前縮回。

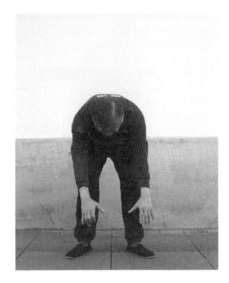

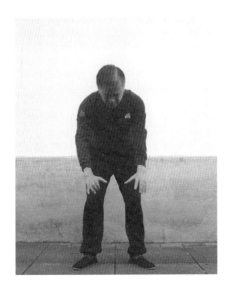

第一式之10

雙手由大腿前緩緩縮回並將身體慢慢挺起，同時以鼻慢慢吸氣。

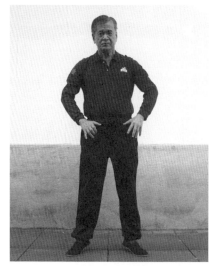

第一式之11

雙手慢慢縮回並將身體緩慢挺起並慢慢吸氣,同時踮腳尖。

第一式之12

將雙手挺至胸前腋下時,再度吸滿了氣,踮腳尖、吞津、憋氣。

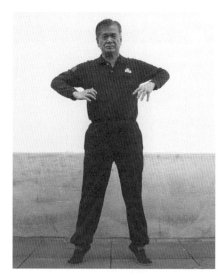

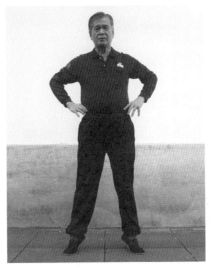

第一式之13

在憋氣時，雙手慢慢滑至腰際時，稍停數秒。

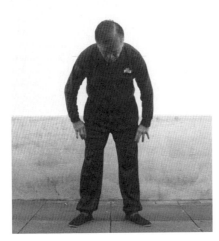

第一式之14

數秒後再慢慢彎腰，慢慢吐氣並將腳跟緩緩放下。

間段調息練法——一次

每做完一式後，由於雙腳久站原地，膝蓋較易僵硬，此時可稍動活暢筋骨。

再將雙腳打開與肩同寬，雙眼平視或低於30度。

首先，稍吸口氣，再將體內廢氣以微張的嘴巴緩緩吐氣的同時，彎腰，雙手拇指沿著大腿兩側慢慢滑下，直至氣吐盡時，再緩緩吸氣，兩手隨著緩緩挺直之身體，將雙掌手心由下向上慢慢捧起，直至胸前，手肘彎曲，雙手手心由上轉向外，藉吸滿氣的同時，將雙手大力往外推，同時將體內之廢氣用力由牙縫（舌頭頂於下牙床）一口氣吹出，同時會發出「嘶」的聲音（越大聲越佳）。

調息一之1

雙腳打開與肩同寬，
慢慢吐氣並彎腰。

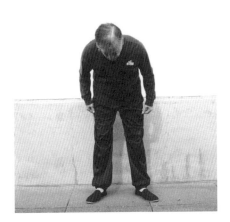

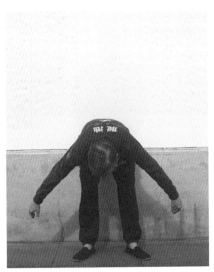

調息一之2

雙手由身體兩旁向內
捧起並繼續緩緩彎
腰、吐氣。

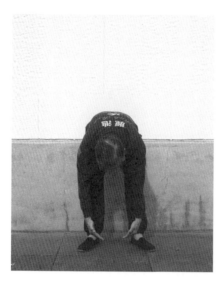

調息一之3

當雙手內收到小腿前，氣亦吐盡，手心向上作往上捧起，並慢慢吸氣。

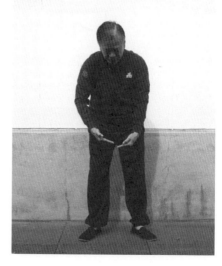

調息一之4

雙手繼續由下往上慢慢捧起並緩緩以鼻吸氣。

調息一之5

雙手繼續捧起身體亦
慢慢挺起，腳跟亦緩
緩拉起，手心向上。

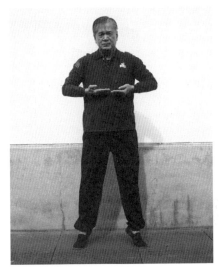

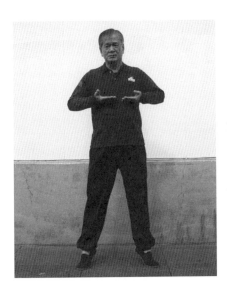

調息一之6

當雙手捧至胸前腋下
旁時，氣亦吸滿，踮
腳尖，吞津、憋氣。

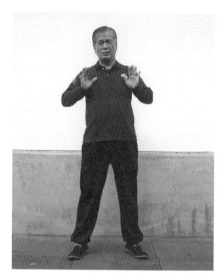

調息一之7

數秒後，雙手手心由上向內翻轉成向外，以微張的嘴迅速吹出氣，並將腳跟緩緩放下。

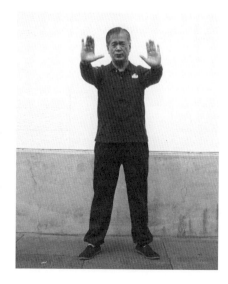

調息一之8

將雙手手心向外，藉快速吐氣的同時，亦快速的推出，會發出「嘶」的聲音，並將腳跟慢慢放平。

第二式：展翅飛翔—十六下

雙腳打開與肩同寬，站立，雙眼平視或低於30度，雙手自然垂放。

首先，將體內廢氣以微微張開的嘴緩慢吐出直至吐盡。

再緩緩吸氣的同時，雙手由後慢慢繞起，直至肩頂（頭頂兩側）（雙眼可隨右手或左手移視），此時吸滿了氣，提腳跟→提肛（屁股夾緊）→吞津（吞口水）→憋氣，數秒後。

再緩緩吐氣時，雙手由肩頂慢慢順著胸前，手心對著臉部慢慢滑下，直到廢氣吐盡時，腳跟亦慢慢放平，同時身體稍往下彎，雙手再由身後與吸氣的同時再緩緩繞起至肩頂，同時吸滿了氣，提腳跟→提肛（屁股夾緊）→吞津（吞口水）→憋氣。

數秒後再緩緩吐氣時，雙手再由肩頂順著胸前，手心對著臉部慢慢滑下，直至體內廢氣吐盡，同時腳跟跟著放平。

然後身體稍往下彎，雙手由身後兩側與吸氣的

同時緩緩繞起直至肩頂，同時吸滿了清新的氣，並提起腳跟→提肛（屁股夾緊）→憋氣，數秒後再慢慢吐氣——如此反覆動作練習。

此節動作不外乎吸氣時，雙手由後繞至肩頂同時吸滿氣時→提腳跟→提肛→吞津→憋氣。

然後再慢慢吐氣，同時將雙手手心面對著臉部、胸前緩緩滑下，腳跟亦隨著放平。

再，慢慢吸氣的同時，雙手再由身體後側緩緩繞起直至肩頂同時吸滿了氣，提腳跟→提肛→吞津→憋氣。

數秒後，再慢慢吐氣，同時將雙手再由胸前慢慢滑下，腳跟亦慢慢放平再吸氣→吐氣→吸氣→反覆動作。

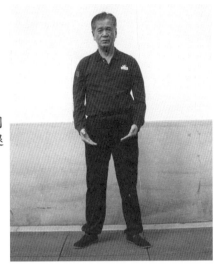

第二式之1

站立，兩腳打開與肩同寬，將雙手捧於大腿前，慢慢用鼻子吸氣。

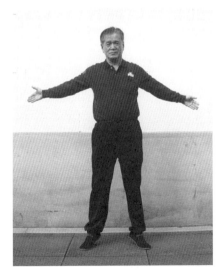

第二式之2

雙手由前往後張開，踮腳尖吸氣。

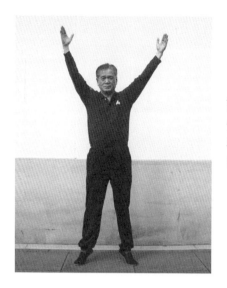

第二式之3

雙手由後張開,慢慢繞至肩頂,踮腳尖吸氣。

第二式之4

當雙手繞至肩頂時,此時已吸滿了氣,踮腳尖,吞津、憋氣。

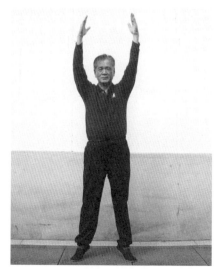

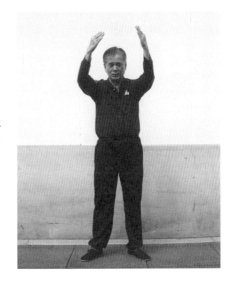

第二式之5

數秒後，慢慢用微張
的嘴巴吐氣，雙手由
肩頂慢慢往前垂下，
腳跟亦慢慢放平。

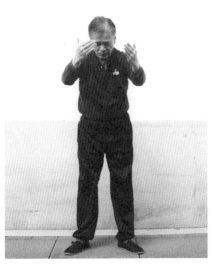

第二式之6

慢慢吐氣，雙手慢慢
垂下並慢慢彎腰。

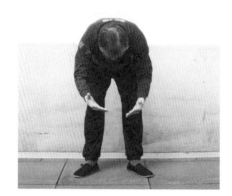

第二式之7

彎腰，直至雙手滑至
小腳前時氣已吐盡，
腳跟亦慢慢放平。

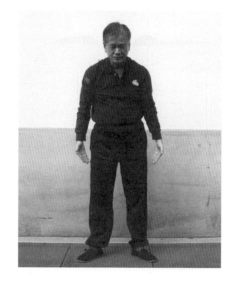

第二式之8

再重複練第二式之1
起。

間段調息練法——一次

每做完一式後，由於雙腳久站原地，膝蓋較易僵硬，此時可稍動活暢筋骨。

再將雙腳打開與肩同寬，雙眼平視或低於30度。

首先稍吸口氣，再將體內廢氣以微張的嘴巴緩緩吐氣的同時，彎腰，雙手拇指沿著大腿兩側慢慢滑下，直至氣吐盡時，再緩緩吸氣，兩手隨著緩緩挺直之身體，將雙掌手心由下向上慢慢捧起，直至胸前，手肘彎曲，雙手手心由上轉向外，藉吸滿氣的同時，將雙手大力往外推，同時將體內之廢氣用力由牙縫（舌頭頂於下牙床）一口氣吹出，同時會發出「嘶」的聲音（越大聲越佳）。

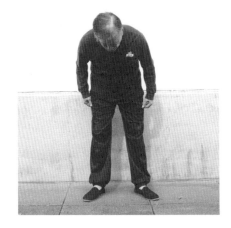

調息二之1

雙腳打開與肩同寬，
慢慢吐氣並彎腰。

調息二之2

雙手由身體兩旁向內
捧起並繼續緩緩彎
腰、吐氣。

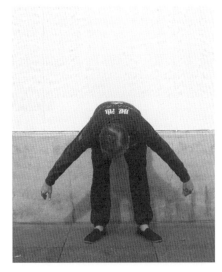

調息二之3

當雙手內收到小腿前，氣亦吐盡，手心向上作往上捧起，並慢慢吸氣。

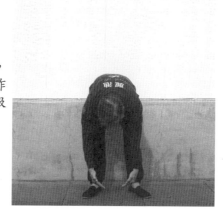

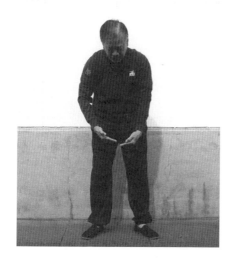

調息二之4

雙手繼續由下往上慢慢捧起並緩緩以鼻吸氣。

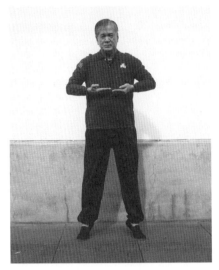

調息二之5

雙手繼續捧起，身體
亦慢慢挺起，腳跟亦
緩緩拉起，手心向
上。

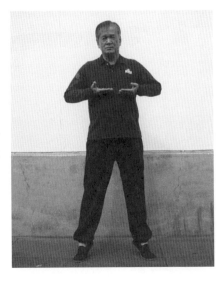

調息二之6

當雙手捧至胸前腋下
旁時，氣亦吸滿，踮
腳尖，吞津、憋氣。

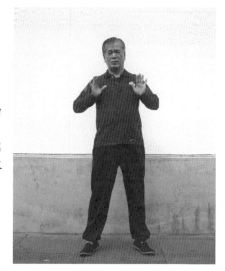

調息二之7

數秒後，雙手手心由上向內翻轉成向外，以微張的嘴迅速吹出氣，並將腳跟緩緩放下。

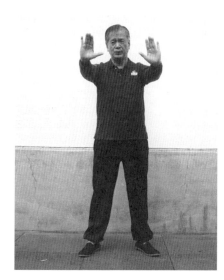

調息二之8

將雙手手心向外，藉快速吐氣的同時，亦快速的推出，並會發出「嘶」的聲音，並將腳跟慢慢放平。

第三式：呼風喚雨──十六下

雙腳打開與肩同寬，雙眼平視或低於30度，站立，兩手自然垂放於身體兩側。

首先將體內廢氣以微微張開之嘴巴（舌尖抵住下牙床）緩緩吐氣直至吐盡，再緩緩吸氣時，身體稍微彎腰，將雙手由下往上（手心向上、平行）慢慢捧起，經胸前緩緩至肩頂（手心相向），同時提腳跟→提肛（屁股夾緊），此時已吸滿了清新空氣→吞津（吞口水）後再緩緩將雙手呈八字型垂下與雙肩平行時（此時手心向外）稍停→憋氣。

數秒後慢慢吐氣，同時將雙手由身體兩旁（雙手手指併攏，虎口張開，向下）隨彎腰慢慢垂下，直至小腿下前方（手心相向）時，腳跟亦慢慢放平，直至廢氣吐盡。

再以鼻慢慢吸氣時，手心變向上，由下往上慢慢捧起，經胸前緩緩至肩頂時，同時提腳跟→提肛（屁股夾緊），此時已再吸滿了新鮮空氣→吞津（吞口水），後再緩緩將雙手呈八字型垂下與肩平

行時（手心向外），稍停→憋氣。

數秒後慢慢吐氣，同時將雙手由身體兩旁（雙手手指併攏，虎口張開，向下）隨彎腰、吐氣慢慢垂下，直至小腿下前方（手心相向），腳跟亦慢慢放平，直至吐盡體內廢氣。

再以鼻慢慢吸氣，手心由下捧起，經胸前至肩頂→提腳跟→提肛（屁股夾緊），吸滿氣後，吞津（吞口水），再緩緩將手呈八字型垂下與肩平行時，稍停並憋氣。

數秒後，再慢慢將雙手由身體兩側隨彎腰、吐氣慢慢垂下，直至小腿下前方，腳跟再慢慢放平，氣亦吐盡。如此反覆練習，吸氣與吐氣為一循環動作。

第三式動作與前第二式動作不同之處：

第二式於吸氣時，雙手由後兩側繞起同時提腳跟→提肛，直至肩頂時已吸滿了氣時→憋氣，數秒後再慢慢滑下，直到氣吐盡。

而第三式：當雙手由前下方捧起時同時吸氣，提腳跟→屁股夾緊（提肛），直至雙手捧至肩頂時已吸滿了氣，再憋氣，雙手再緩緩由頭部兩旁呈八

字型垂下與肩平行時，稍停，數秒後隨彎腰之同時慢慢吐氣，直至氣吐盡時，雙腳腳跟再慢慢放平，前節是由後向前，第三式是由前，再由左、右兩旁慢慢垂下。

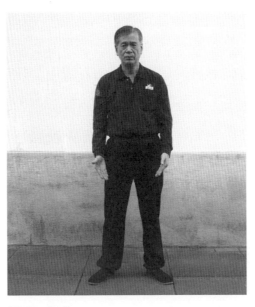

第三式之1

雙腳打開與肩同寬，首先將體內之廢氣以微張的嘴巴慢慢吐出，雙手手心向上放於腹部兩旁。

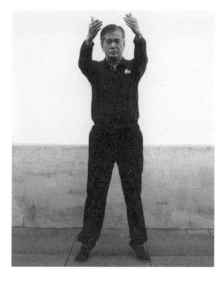

第三式之 2

慢慢吸氣踮腳尖，同
時將雙手由胸前緩緩
捧至肩頂。

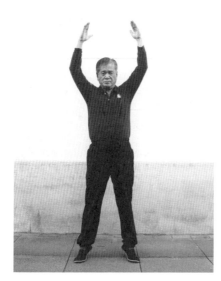

第三式之 3

雙手捧至肩頂上時已
吸滿了氣。

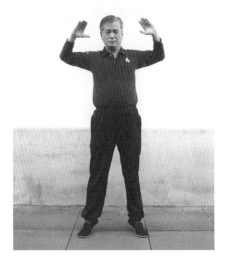

第三式之4

再將雙手呈八字慢慢
向兩旁滑並憋氣踮腳
尖。

第三式之5

當雙手滑至與雙肩平
行時，稍停。

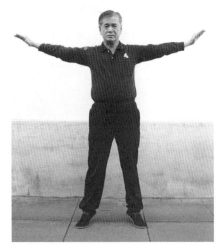

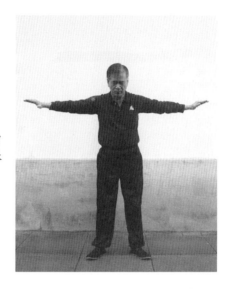

第三式之6

再慢慢吐氣，雙手由
兩旁慢慢滑下，腳跟
亦慢慢放平。

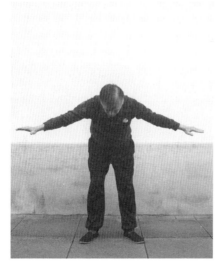

第三式之7

再彎腰，慢慢吐氣。

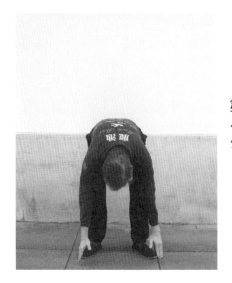

第三式之8

當彎腰，雙手滑至腳
掌前，氣亦吐盡。

第三式之9

雙手再由小腿前再度
慢慢捧起，並慢慢以
鼻吸氣後，再依第三
式之1循環練習。

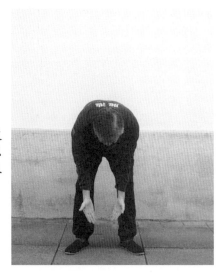

間段調息練法——一次

每做完一式後，由於雙腳久站、原地，膝蓋較易僵硬，此時可稍動活暢筋骨。

再將雙腳打開與肩同寬，雙眼平視或低於30度。

首先稍吸口氣，再將體內廢氣以微張的嘴巴緩緩吐氣的同時，彎腰，雙手拇指沿著大腿兩側慢慢滑下，直至氣吐盡時，再緩緩吸氣，兩手隨著緩緩挺直之身體，將雙掌手心由下向上慢慢捧起，直至胸前，手肘彎曲，雙手手心由上轉向外，藉吸滿氣的同時，將雙手大力往外推，同時將體內之廢氣用力由牙縫（舌頭頂於下牙床）一口氣吹出，同時會發出「嘶」的聲音（越大聲越佳）。

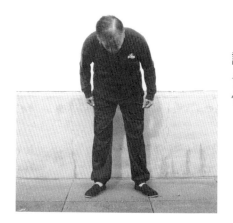

調息三之1

雙腳打開與肩同寬，
慢慢吐氣並彎腰。

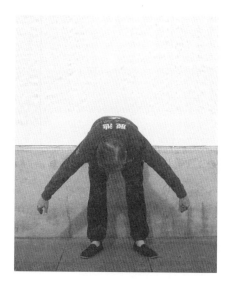

調息三之2

雙手由身體兩旁向內
捧起並繼續緩緩彎
腰、吐氣。

調息三之3

當雙手內收到小腿前，氣亦吐盡，手心向上作往上捧起，並慢慢吸氣。

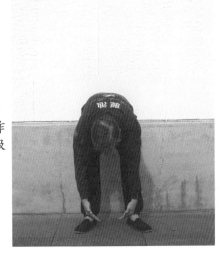

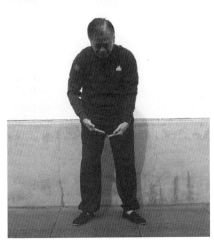

調息三之4

雙手繼續由下往上慢慢捧起並緩緩以鼻吸氣。

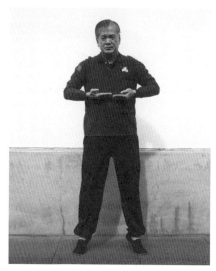

調息三之5

雙手繼續捧起，身體
亦慢慢挺起，腳跟亦
緩緩挺起，手心向上。

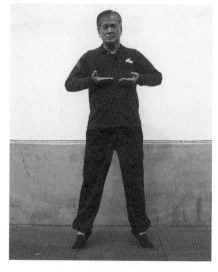

調息三之6

當雙手捧至胸前腋下
旁時，氣亦吸滿，踮
腳尖、吞津、憋氣。

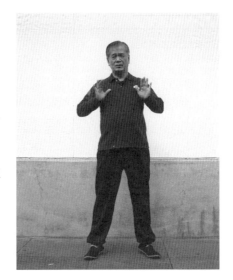

調息三之7

數秒後，雙手手心由上向內翻轉成內外，以微張的嘴迅速吹出氣，並將腳跟緩緩放下。

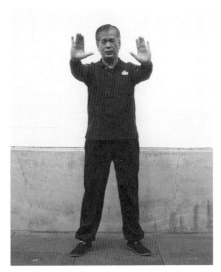

調息三之8

將雙手手心向外，藉快速吐氣的同時，亦快速推出，會發出「嘶」的聲音，並將腳跟慢慢放平。

第四式：旋轉乾坤──十六下

兩腳與肩同寬，雙眼平視或低於30度，雙手自然垂放於身體兩側，手心向後。

首先將體內廢氣以微張的嘴慢慢吐盡。吸氣時，將左手先慢慢由左側提起，右手亦隨著沿左腹、胸前緩緩由下往左上繞起。

在慢慢繞起之同時，提腳跟→屁股夾緊（提肛），當雙手提繞至肩頂上方時，雙手手心由相向轉為向外，此時已吸滿了清新的空氣，吞津（吞口水）→憋氣。

數秒後，再緩緩吐氣，左手先行緩緩彎肘（手臂關節）至額頭前時，右手並隨著從上向右慢慢垂下，身體亦隨著慢慢彎腰，直到雙手垂放至小腿前（膝蓋下）時，（手心變相向）氣亦吐盡。

再依循將左手由左側先行提起，右手亦隨著沿左腹、胸前由下往左上繞起，在慢慢繞起之同時，提腳跟→屁股夾緊（提肛），當雙手提繞至肩頂上方時，雙手手心由相向轉為向外，此時已吸滿了氣

→吞津（吞口水）→憋氣。

數秒後，再緩緩吐氣，左手先行緩緩彎肘（手臂關節）至額頭前時，右手再隨著從上向右慢慢垂下，身體亦隨著慢慢彎腰，直到雙手垂放至小腿前（膝蓋下）時氣亦吐盡。

如此吸氣→提肛→吞津→憋氣，再緩緩將雙手垂下，至氣吐盡止，循環練習。

第四式之1
先吐氣後，再將左手由左緩緩提起右手亦由小腹前隨著由下往上向左繞起。

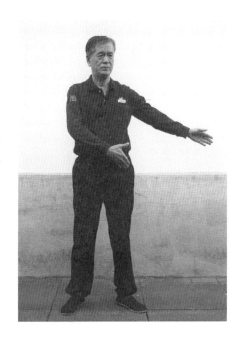

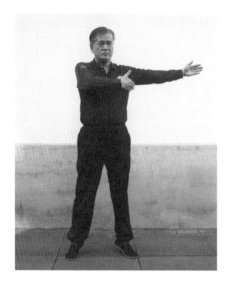

第四式之2
吸氣時手心相向左手、右手慢慢向左提起時，腳跟亦隨著慢慢踮起。

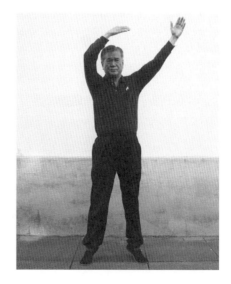

第四式之3
在吸氣及雙手慢慢由左繞起時，踮腳尖，屁股夾緊。

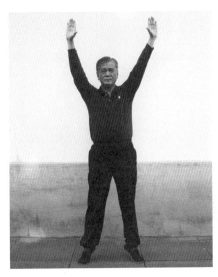

第四式之4

當雙手繞至肩頂時，此時已吸滿了氣踮腳尖，吞津、憋氣。

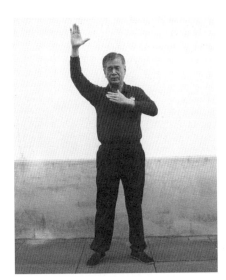

第四式之5

數秒後再慢慢吐氣，同時左手先由右胸慢慢滑下，右手亦由右旁跟著滑下，腳跟亦慢慢放平。

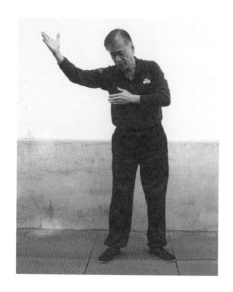

第四式之6

吐氣，雙手手心相
向，由右手邊慢慢
滑下。

第四式之7

繼續滑下並慢慢彎腰
吐氣。

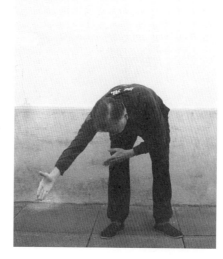

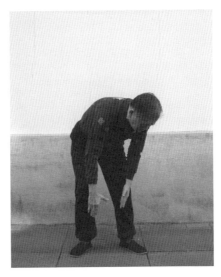

第四式之8

當雙手滑至小腿前，
此時氣亦吐盡。

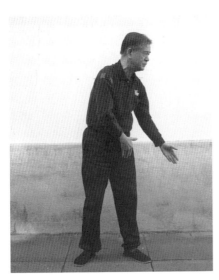

第四式之9

再繼續慢慢吸氣時，
依第四式之1步驟循
環練習。

間段調息練法——一次

每做完一式後，由於雙腳久站原地，膝蓋較易僵硬，此時可稍動活暢筋骨。

再將雙腳打開與肩同寬，雙眼平視或低於30度。

首先稍吸口氣，再將體內廢氣以微張的嘴巴緩緩吐氣的同時，彎腰，雙手拇指沿著大腿兩側慢慢滑下，直至氣吐盡時，再緩緩吸氣，兩手隨著緩緩挺直之身體，將雙掌手心由下向上慢慢捧起，直至胸前，手肘彎曲，雙手手心由上轉向外，藉吸滿氣的同時，將雙手大力往外推，同時將體內之廢氣用力由牙縫（舌頭頂於下牙床）一口氣吹出，同時會發出「嘶」的聲音（越大聲越佳）。

調息四之1

雙腳打開與肩同寬，
慢慢吐氣並彎腰。

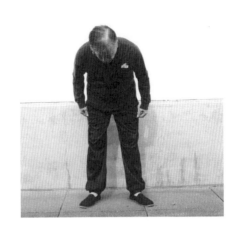

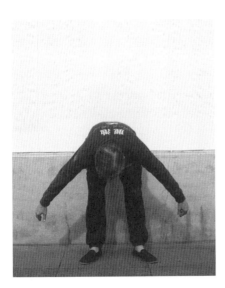

調息四之2

雙手由身體兩旁向內
捧起，並繼續緩緩彎
腰、吐氣。

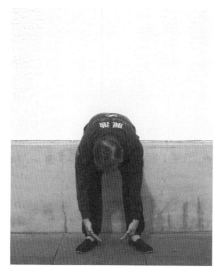

調息四之3

當雙手內收到小腿
前，氣亦吐盡，手心
向上作往上捧起，並
慢慢吸氣。

調息四之4

雙手繼續由下往上慢
慢捧起並緩緩以鼻吸
氣。

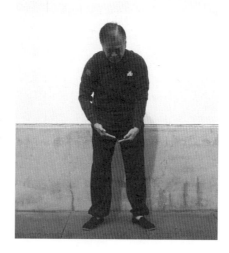

調息四之5

雙手繼續捧起，身體
亦慢慢挺起，腳跟亦
緩緩拉起，手心向
上。

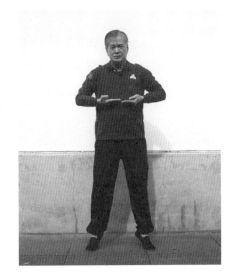

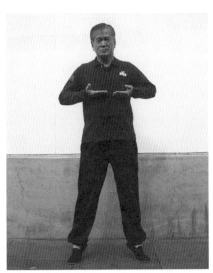

調息四之6

當雙手捧至胸前腋下
旁時，氣再吸滿，蹺
腳尖、吞津、憋氣。

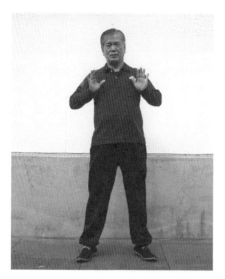

調息四之7

數秒後，雙手手心由
上向內翻轉成向外，
以微張的嘴迅速吹出
氣，並將腳跟緩緩放
下。

調息四之8

將雙手手心向外，藉
快速吐氣的同時亦快
速的推出，會發出
「嘶」的聲音，並將
腳跟慢慢放平。

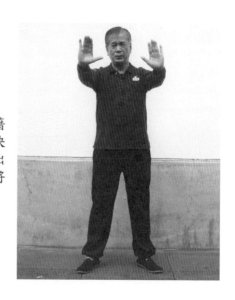

第五式：左右旋轉——十六下

站立，雙腳打開與肩同寬，首先將身體前彎，右手在上（手心向下），左手在下（手心向上），掌心相對，保持二十公分間距。並將左腳左移半步，同時將體內廢氣以微張的嘴巴慢慢吐盡。

吸氣時，雙手由左沿著逆時針方向繞著後仰的腰部蟠旋（重心在左腳），當雙手旋轉至頭頂時（此時臉、眼向上）已吸滿了氣，同時屁股夾緊（提肛）→吞津→憋氣。

再將雙手慢慢往右繞過後仰的頭部後（重心在右腳），慢慢吐氣，右手在上，左手在下隨旋轉翻轉成左手在上，右手在下（手心還是相向），再慢慢彎腰旋轉吐氣，轉至正下前方（膝蓋下）時，氣已吐盡。

隨後再旋轉至左側，右手將再轉回在上，左手在下原姿勢（手心相向），再保持約二十公分間距，隨著身體蟠旋，當雙手再度盤旋至後仰之頭部（此時眼、臉向上）時再吸滿了氣。提肛（屁股夾

緊）→吞津（吞口水），憋氣。

數秒後雙手再緩緩往右繞過後仰之頭部時，隨著身子旋轉，彎腰，直至正下前方（膝蓋下）時，氣已吐盡（此時還保持著左手在上，右手在下）。再旋轉依逆時針時方向，將右手翻轉成在上，左手在下。

第五式動作，站著，吸氣時，彎腰，雙手提起至腹，右手在上，左手在下，掌心相對，間距二十公分，當雙手蟠旋（重心在左腳）至後仰頭部時（眼、臉向上）已吸滿了氣，此時提肛、吞津、憋氣，再繼續緩緩向右旋轉（左手在上，右手在下）慢慢吐氣（重心在右腳），彎腰轉至正前方下腹部（膝蓋下）時，氣已吐盡。

再繼續旋轉時，右手又翻轉在上，左手在下，再慢慢吸氣→轉至後仰之頭部時再度吸滿了氣，提肛→吞津→憋氣，再向右轉→往下彎腰，至身體正前方膝蓋下，氣吐盡……如此反覆練習。

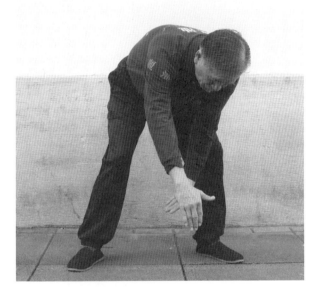

第五式之1

彎腰手心相向，左手在下右手在上，將左腳左
移半步，並將體內廢氣吐盡。

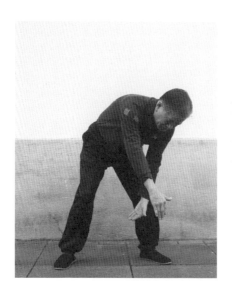

第五式之2

由左依逆時針方向由
下往上蟠旋，並慢慢
吸氣。

第五式之3

慢慢吸氣，由左往上
隨身體慢慢蟠旋。

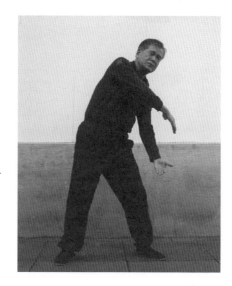

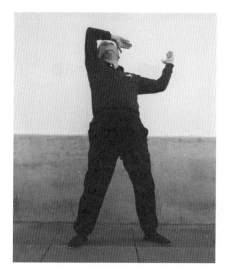

第五式之4

當雙手旋轉至頭頂時已吸滿了氣，屁股夾緊(提肛)吞津、憋氣。

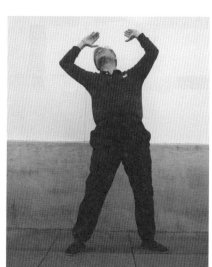

第五式之5

憋氣數秒後。

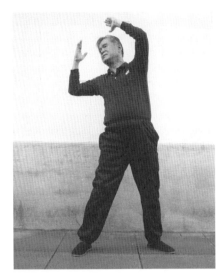

第五式之6

再將雙手慢慢往右繞過後仰的頭部後，慢慢以微張的嘴巴吐氣。

第五式之7

繞過後仰頭部繼續吐氣，繼續往右旋轉，右手在下左手在上，手心相向。

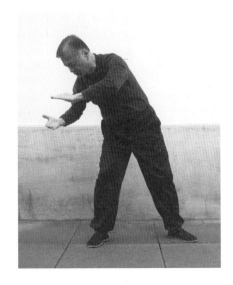

第五式之8

身體亦慢慢彎腰(重
心在右)繼續吐氣。

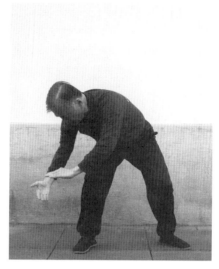

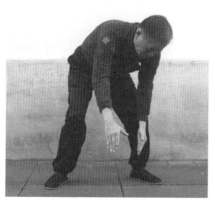

第五式之9

當雙手旋轉至小腿
前,氣亦吐盡,手心
相向,再依第五式之
1式循環練習。

間段調息練法—一次

每做完一式後，由於雙腳久站原地，膝蓋較易僵硬，此時可稍動活暢筋骨。

再將雙腳打開與肩同寬，雙眼平視或低於30度。

首先稍吸口氣，再將體內廢氣以微張的嘴巴緩緩吐氣的同時，彎腰，雙手拇指沿著大腿兩側慢慢滑下，直至氣吐盡時，再緩緩吸氣，兩手隨著緩緩挺直之身體，將雙掌手心由下向上慢慢捧起，直至胸前，手肘彎曲，雙手手心由上轉向外，藉吸滿氣的同時，將雙手大力往外推，同時將體內之廢氣用力由牙縫（舌頭頂於下牙床）一口氣吹出，同時會發出「嘶」的聲音（越大聲越佳）。

調息五之1

雙腳打開與肩同寬，慢慢吐氣並彎腰。

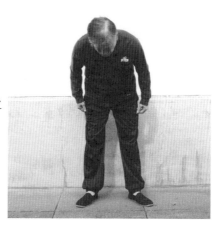

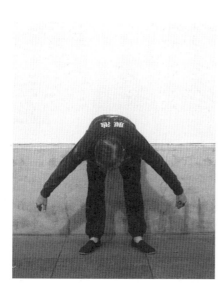

調息五之2

雙手由身體兩旁向內捧起並繼續緩緩彎腰、吐氣。

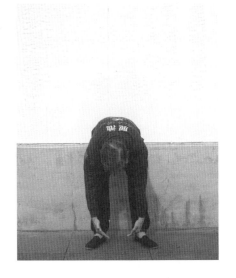

調息五之3

當雙手內收到小腿
前，氣亦吐盡，手心
向上作往上捧起，並
慢慢吸氣。

調息五之4

雙手繼續由下往上慢
慢捧起並緩緩以鼻吸
氣。

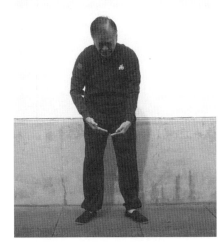

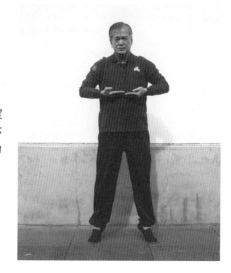

調息五之5

雙手繼續捧起，身體
亦慢慢挺起，腳跟亦
緩緩挺起，手心向
上。

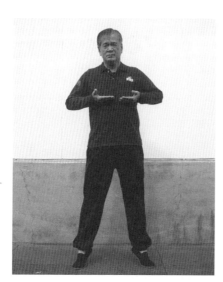

調息五之6

當雙手捧至胸前腋下
旁時，氣亦吸滿，踮
腳尖、吞津、憋氣。

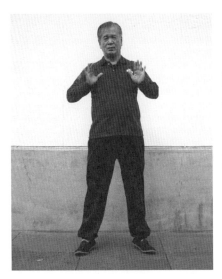

調息五之7

數秒後，雙手手心由
上向內翻轉成向外，
以微張的嘴迅速吹出
氣，並將腳跟緩緩放
下。

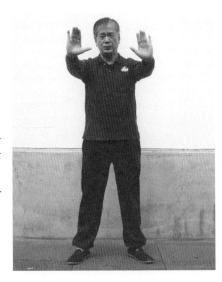

調息五之8

將雙手手心向外，藉
快速吐氣的同時，亦
快速的推出，會發出
「嘶」的聲音，並將
腳跟慢慢放平。

第六式：

Ａ、前凸後蹺（肩轉動作）──十六下

　　兩腳打開與肩同寬，站立，兩眼平視或低於30度，雙手垂放於身體兩側。首先用微張的嘴巴將體內廢氣吐盡，再用鼻子慢慢吸氣，吸氣的同時將雙肩由前往後聳動旋轉，雙手再回插腰姿勢，此時已吸滿氣→吞津→憋氣，同時將屁股盡量往後蹺，往下壓。數秒後再用微張的嘴緩緩將氣吐出，同時將屁股、下部位夾緊（提肛）盡量往前推，往上凸，直至氣吐盡。再用鼻子慢慢吸氣的同時，插腰的雙手隨著吸氣由身體兩旁向上聳肩，直至吸滿氣時慢慢回復原插腰姿勢→吞津（吞口水）→憋氣，同時將屁股盡量再往後蹺，往下壓，數秒後，再緩緩用微張的嘴吐氣，並將屁股、下部位夾緊（提肛）盡量往前推，往上凸，直至氣吐盡。再緩緩依循步驟，用鼻子慢慢吸氣，同時將插腰之雙手隨著吸氣再由身體兩旁向上聳肩，直到吸滿氣時再慢慢回復插腰姿勢→吞津→憋氣，同時將屁股盡量往後蹺，往下壓。

　　數秒後，再緩緩用微張的嘴吐氣，並將屁股、下部位夾緊（提肛）盡量往前推，往上凸，直至氣吐盡，再吸氣→吐氣→吸氣→吐氣反覆動作。

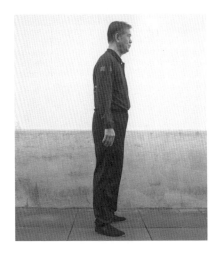

第六式A之1
側身圖：首先雙腳打開與肩同寬，雙手自然垂放，以微張的嘴慢慢將氣吐出。

第六式A之2
在緩緩吸氣的同時，將雙肩由前往後聳起，再將雙手滑下至腰際。

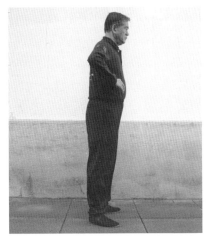

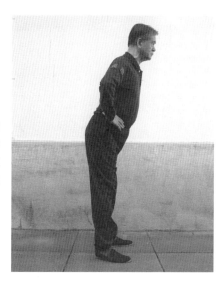

第六式 A 之 3

當雙手滑至腰際並插腰時，氣已吸滿吞津、憋氣，並將屁股盡量往後翹，身體微微向前。

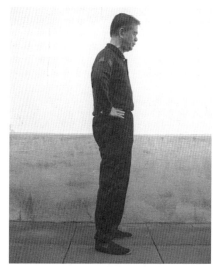

第六式 A 之 4

憋氣數秒後，再慢慢以微張的嘴吐氣，同時將夾緊的屁股慢而有力往前、往上凸。

B、**前凸後翹**（輕慢速度）——十六下

姿勢與前動作一樣，兩腳打開與肩同寬，站著，兩眼平視或低於30度，雙手插腰。首先以微張的嘴巴將體內之廢氣吐盡，再用鼻子慢慢吸氣的同時，將屁股盡量往後翹，直到吸滿氣時→吞津（吞口水）→憋氣，數秒後，再用微張的嘴，以輕慢速度將氣吐出，同時將屁股（下部位）往前推，往上凸，至氣吐盡後，再用鼻子以緩慢速度深深吸氣，並將屁股拉回往後翹，直至吸滿氣時→吞津→憋氣，數秒後，再用微張的嘴巴以輕慢速度將氣吐出，同時將屁股夾緊（提肛）往前凸（推），直到氣吐盡。再循環動作吸氣，屁股往後翹→吐氣時屁股夾緊（提肛）往前凸……。

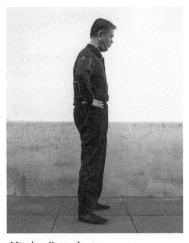

第六式B之1
兩手插腰，首先以微張的嘴巴慢慢將氣吐出、吐盡。

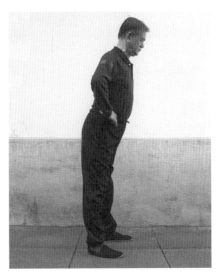

第六式B之2

再緩緩吸氣時，將屁股盡量往後翹，直到吸滿了氣，吞津、憋氣。

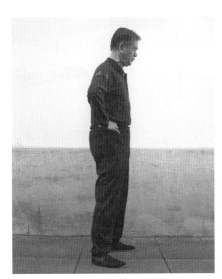

第六式B之3

數秒後再慢慢以微張的嘴巴吐氣，同時將夾緊的屁股慢而有力往前凸。

間段調息練法——一次

每做完一式後，由於雙腳久站原地，膝蓋較易僵硬，此時可稍動活暢筋骨。

再將雙腳打開與肩同寬，雙眼平視或低於30度。

首先稍吸口氣，再將體內廢氣以微張的嘴巴緩緩吐氣的同時，彎腰，雙手拇指沿著大腿兩側慢慢滑下，直至氣吐盡時，再緩緩吸氣，兩手隨著緩緩挺直之身體，將雙掌手心由下向上慢慢捧起，直至胸前，手肘彎曲，雙手手心由上轉向外，藉吸滿氣的同時，將雙手大力往外推，同時將體內之廢氣用力由牙縫（舌頭頂於下牙床）一口氣吹出，同時會發出「嘶」的聲音（越大聲越佳）。

調息六之1

雙腳打開與肩同寬，
慢慢吐氣並彎腰。

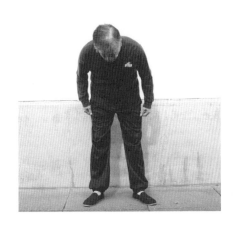

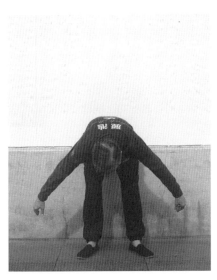

調息六之2

雙手由身體兩旁向內
捧起，並繼續緩緩彎
腰、吐氣。

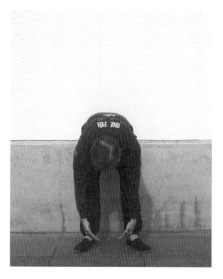

調息六之3

當雙手內收到小腿前，氣亦吐盡向上作往上捧起，並慢慢吸氣。

調息六之4

雙手繼續由下往上慢慢捧起並緩緩以鼻吸氣。

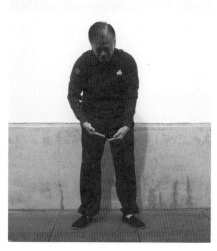

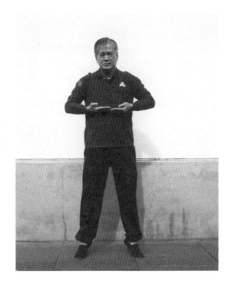

調息六之5

雙手繼續捧起身體亦慢慢挺起，腳跟亦緩緩挺起，手心向上。

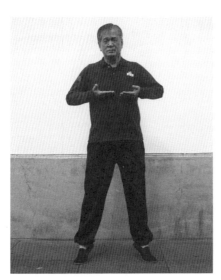

調息六之6

當雙手捧至胸前腋下旁時，氣亦吸滿，踮腳尖，吞津、憋氣。

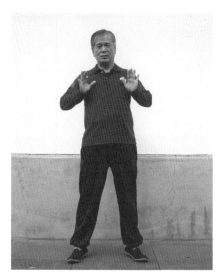

調息六之7

數秒後，雙手手心由上向內翻轉成向外，以微張的嘴迅速吹出氣，並將腳跟緩緩放下。

調息六之8

將雙手手心向外，藉快速吐氣的同時，亦快速的推出，會發出「嘶」的聲音，並將腳跟慢慢放平。

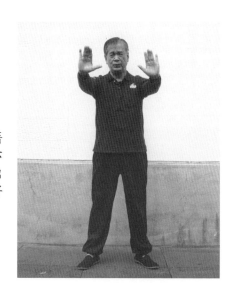

第七式：飛天遁地──十六下

　　兩腳打開與肩同寬，站立，兩眼平視或低於30度，雙手自然垂放於身體兩側，手心向後。首先以微張之嘴巴（舌尖頂住下牙床）將體內之廢氣慢慢吐盡，再慢慢用鼻子吸氣時，將雙手大拇指沿著身體兩側隨腳跟慢慢往上提升，當雙手大拇指接觸到雙臂腋下時，已吸滿了氣（此時腳尖還是踮著）屁股夾緊（提肛）→吞津（吞口水）→憋氣。

　　數秒後，再慢慢以微張之嘴巴吐氣，雙手手掌盡量張開，大拇指再由腋下用力沿著身體兩側緩緩壓下，當氣慢慢吐盡時，放鬆心情，雙手恢復垂放於身體兩側，雙腳腳跟亦隨著平放。

　　再吸氣（用鼻子）時，雙手大拇指再沿著身體兩側並隨著腳跟緩緩往上提升，當大拇指接觸到雙臂腋下時，已吸滿了氣，屁股夾緊（提肛）→吞津（吞口水）→憋氣。數秒後，再慢慢用微張的嘴吐氣，雙手手掌盡量張開，大拇指再由腋下用力沿著身體兩側緩緩滑下，放鬆心情，將氣吐盡，雙手恢

復於身體兩側，雙腳跟亦隨著放平，再吸氣→再吐氣，如此循環練習。

第七式，首先用嘴巴（微張）將氣慢慢吐盡後，再慢慢以鼻吸氣時，雙手大拇指沿著身體兩側並隨著腳跟慢慢提升，當雙手大拇指接觸到雙臂腋下時，已吸滿了氣→屁股夾緊（提肛）→吞津（吞口水）→憋氣。數秒後，再以微張之嘴巴慢慢吐氣，雙手手掌盡量張開，大拇指再由雙臂腋下用力沿著身體兩側緩緩滑下，當氣慢慢吐盡時，雙手恢復垂放於身體兩側，雙腳腳跟亦隨之放平……如此反覆循環練習。

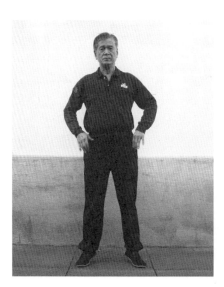

第七式之1
首先將體內廢氣吐盡後，慢慢吸氣將雙手由身體兩旁慢慢提升，並同時將腳跟慢慢踮起。

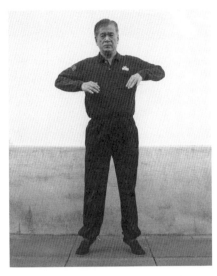

第七式之2

當雙手提升至拇指碰
及腋下時，此時已吸
滿了氣，踮腳尖吞
津、憋氣。

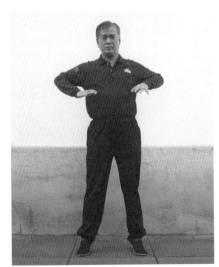

第七式之3

數秒後，再慢慢以微
張的嘴巴吐氣，同時
將雙手掌盡量張開。

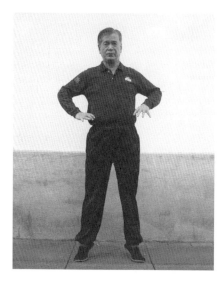

第七式之4

將張開的雙手掌用力
以緩緩速度壓下，同
時將氣以微張的嘴巴
慢慢吐出。

第七式之5

當雙手壓至臀部兩側
時，氣亦吐盡，腳跟
亦慢慢放下。

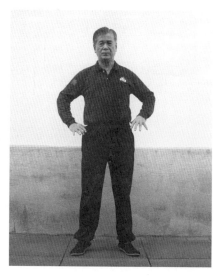

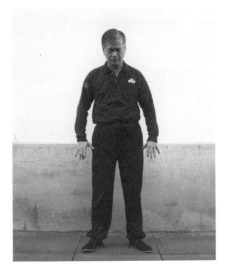

第七式之6

氣吐盡，雙手垂放於
身體兩旁放鬆身體。

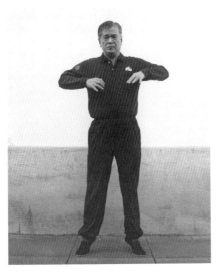

第七式之7

再慢慢吸氣…踮腳尖
……依第七式之1步
驟循環練習。

間段調息練法──一次

每做完一式後，由於雙腳久站原地，膝蓋較易僵硬，此時可稍動活暢筋骨。

再將雙腳打開與肩同寬，雙眼平視或低於30度。

首先稍吸口氣，再將體內廢氣以微張的嘴巴緩緩吐氣的同時，彎腰，雙手拇指沿著大腿兩側慢慢滑下，直至氣吐盡時，再緩緩吸氣，兩手隨著緩緩挺直之身體，將雙掌手心由下向上慢慢捧起，直至胸前，手肘彎曲，雙手手心由上轉向外，藉吸滿氣的同時，將雙手大力往外推，同時將體內之廢氣用力由牙縫（舌頭頂於下牙床）一口氣吹出，同時會發出「嘶」的聲音（越大聲越佳）。

調息七之1

雙腳打開與肩同寬，
慢慢吐氣並彎腰。

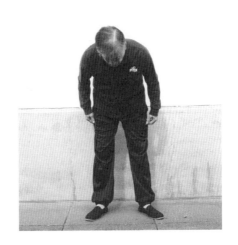

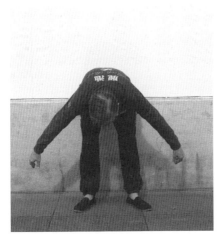

調息七之2

雙手由身體兩旁向內
捧起，並繼續緩緩彎
腰、吐氣。

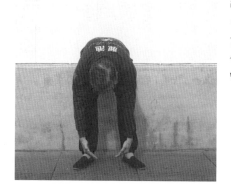

調息七之3

當雙手內收到小腿前，氣亦吐盡，向上作往上捧起，並慢慢吸氣。

調息七之4

雙手繼續由下往上慢慢捧起，並緩緩以鼻吸氣。

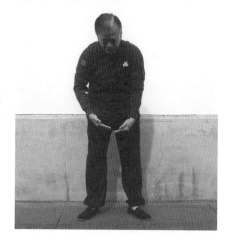

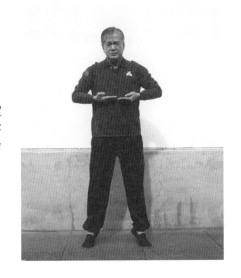

調息七之5

雙手繼續捧起，身體
亦慢慢挺起，腳跟亦
緩緩拉起，手心向
上。

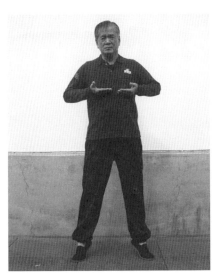

調息七之6

當雙手捧至胸前腋下
旁時，氣亦吸滿，踮
腳尖，吞津、憋氣。

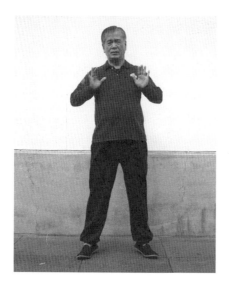

調息七之7

數秒後，雙手手心由上向內翻轉成向外，以微張的嘴迅速吹出氣，並將腳跟緩緩放下。

調息七之8

將雙手手心向外，藉快速吐氣的同時，亦快速的推出，會發出「嘶」的聲音，並將腳跟慢慢放平。

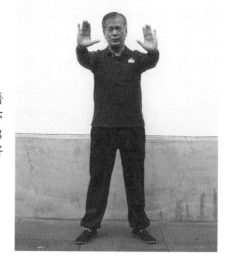

第八式：擴胸夾擊——十六下

　　兩腳打開與肩同寬，站立，兩眼平視或低於
30度。首先將體內廢氣以微微張開的嘴巴慢慢吐
出、吐盡，雙手指尖相疊，手心向上，慢慢吸氣
時，雙手手臂由下往左、右兩旁盡量向上伸展，並
將腳跟隨著提起，當雙手提升至肩膀上時已吸滿了
氣，雙掌內凹，手心相向，屁股夾緊（提肛）→吞
津（吞口水）→憋氣。

　　數秒後，再以微微張開的嘴巴慢慢吐氣時，雙
手用力夾緊並慢慢縮垂至下腹部（丹田）前氣已吐
盡，並將夾緊的屁股放鬆，腳跟放平，雙手自然垂
放於丹田上（腹部），手心向上。

　　再慢慢吸氣，雙手臂再由下腹（丹田）向身體
左右兩旁提升擴展，腳跟亦隨著提起，當雙手臂提
升至雙臂上時，再度吸滿了氣，雙掌內凹，手心相
向，屁股夾緊（提肛）→吞津→憋氣。

　　數秒後，再以微微張開的嘴巴慢慢吐氣，雙手
用力夾緊並慢慢縮垂至丹田上（小腹前），氣再次

吐盡，並將夾緊的雙手及屁股放鬆，雙腳跟放下，
雙手再自然垂放於丹田上（手心向上）。再吸氣→
再吐氣，循環動作。

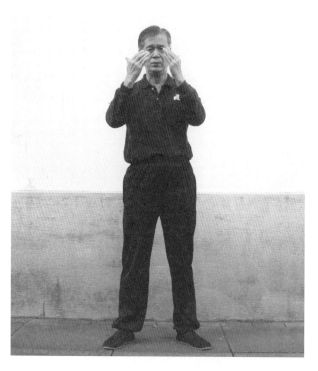

第八式之1
將雙手手心面對臉部，雙腳打開。首先將體內
廢氣以微張嘴巴慢慢吐氣、出盡。

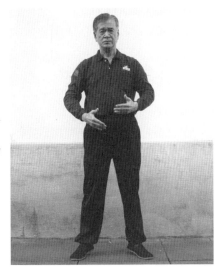

第八式之2

吸氣時，雙手由上往下開由下往上慢慢由身體旁提升擴張，腳跟亦隨著慢慢踮高。

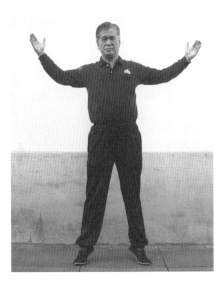

第八式之3

當雙手提升伸張至雙肩上時，已吸滿了氣，踮腳尖，屁股夾緊，吞津、憋氣。

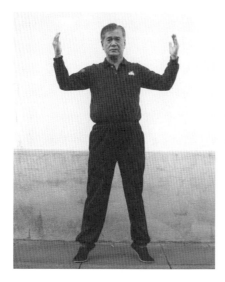

第八式之4
數秒後，雙臂由身體
內側慢慢用力縮回，
同時慢慢吐氣。

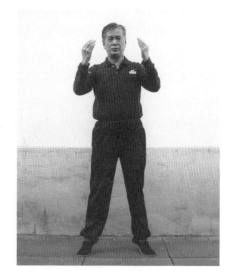

第八式之5
慢慢用力將雙手縮
回，同時緩緩用微張
的嘴巴吐氣。

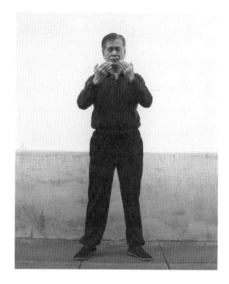

第八式之6

繼續緩慢的吐氣,同時將腳跟慢慢放平。

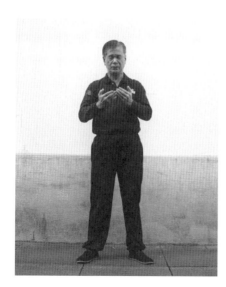

第八式之7

繼續吐氣,雙手由胸前慢慢滑下。

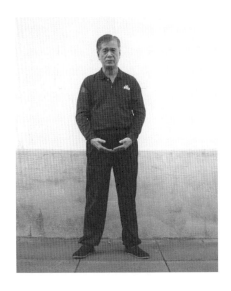

第八式之8

直至雙手滑至小腹
前，雙手碰疊時氣亦
吐盡，放鬆身體。

第八式之9

再慢慢吸氣，雙手再
由小腹前慢慢往兩旁
提升，手心向上。

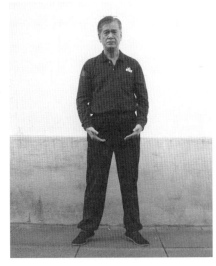

第八式之10
雙手慢慢提升擴張，
並將腳跟慢慢提起，
同時慢慢以鼻吸氣。

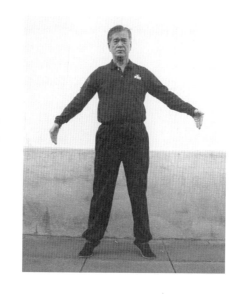

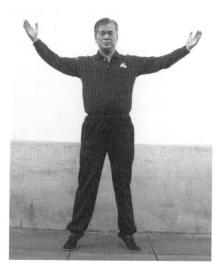

第八式之11
再依第八式之3步驟
循環練習。

間段調息練法——一次

每做完一式後，由於雙腳久站原地，膝蓋較易僵硬，此時可稍動活暢筋骨。

再將雙腳打開與肩同寬，雙眼平視或低於30度。

首先稍吸口氣，再將體內廢氣以微張的嘴巴緩緩吐氣的同時，彎腰，雙手拇指沿著大腿兩側慢慢滑下，直至氣吐盡時，再緩緩吸氣，兩手隨著緩緩挺直之身體，將雙掌手心由下向上慢慢捧起，直至胸前，手肘彎曲，雙手手心由上轉向外，藉吸滿氣的同時，將雙手大力往外推，同時將體內之廢氣用力由牙縫（舌頭頂於下牙床）一口氣吹出，同時會發出「嘶」的聲音（越大聲越佳）

調息八之1

雙腳打開與肩同寬，
慢慢吐氣並彎腰。

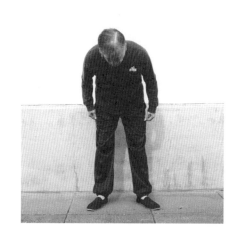

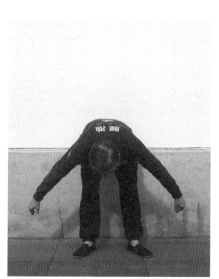

調息八之2

雙手由身體兩旁向內
捧起，並繼續緩緩彎
腰、吐氣。

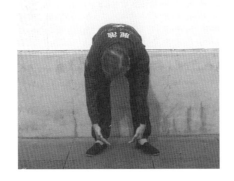

調息八之3

當雙手內收到小腿前，氣亦吐盡，手心向上作往上捧起，並慢慢吸氣。

調息八之4

雙手繼續由下往上慢慢捧起，並緩緩以鼻吸氣。

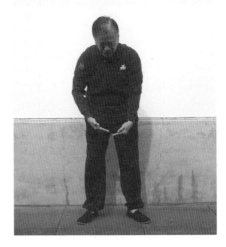

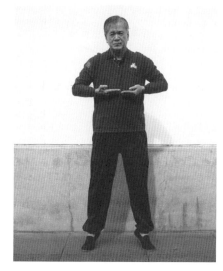

調息八之5

雙手繼續捧起，身體
亦慢慢挺起，腳跟亦
緩緩拉起，手心向
上。

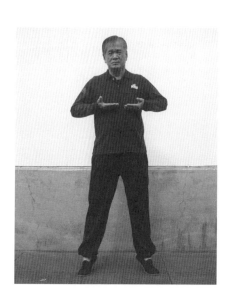

調息八之6

當雙手捧至胸前腋下
旁時，氣亦吸滿，踮
腳尖，吞津、憋氣。

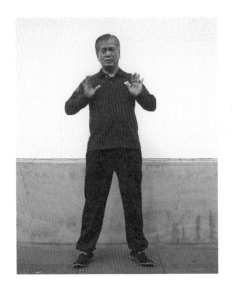

調息八之7

數秒後，雙手手心由
上向內翻轉成向外，
以微張的嘴迅速吹出
氣，並將腳跟緩緩放
下。

調息八之8

將雙手手心向外，藉
快速吐氣的同時，亦
快速的推出，會發出
「嘶」的聲音，並將
腳跟慢慢放平。

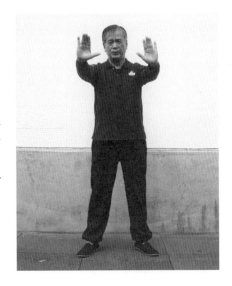

第九式：強龍壓境——十六下

　　兩腳打開與肩同寬，兩眼平視或低於30度，動作時雙眼可時張或時閉，雙手自然垂放於身體兩側，手指併攏，虎口張開。

　　首先將體內之髒氣以微微張開的嘴巴慢慢吐盡。再用鼻子以慢速度緩慢的吸氣，在吸氣時，雙腳不動，將屁股盡量往後翹，身體稍向前彎身，雙手手心向下，由下往上，雙手虎口、拇指沿著彎身兩側，以慢速度緩緩提（升）起，直至雙手大拇指微碰胸旁腋下時，此時已吸滿了氣（此時屁股依然後翹）吞津→再將雙手（手指併攏，虎口張開）以慢長速度大力往下壓，同時將氣慢慢吐出，此時屁股由原後翹轉成提肛（屁股夾緊）向前推凸，當雙手向下壓至底時，氣亦慢慢吐盡，身體回復原站姿，再循環，用鼻子以慢速度緩緩吸氣，同時將屁股盡量往後翹，上身稍向前彎，雙手再由下往上提，虎口拇指沿著身體前彎兩側，以慢速度拉起，當大拇指拉升微碰胸旁腋下

時，已再吸滿了氣→吞津，同時屁股跟著往後翹。

再將雙手（手指併攏，虎口張開，手心向下）以慢長速度用力由上往下壓，直至底時，原後翹之屁股轉成提肛（屁股夾緊）向前推（重要下部位往前凸）如此吸氣時上身向前彎，屁股後翹，吐氣時，雙手向下壓，屁股向前凸（屁股夾緊），反覆練習。

第九式動作宛如灌氣筒，吸滿氣後→吞津→憋氣→吐氣。吐氣時，雙手由上往下壓時，後翹之屁股轉成提肛（屁股夾緊）大力向前凸（推），如此吸氣，屁股後翹，吐氣時雙手下壓，屁股變提肛，用力向前推（重要部位），向前凸，如此反覆動作。

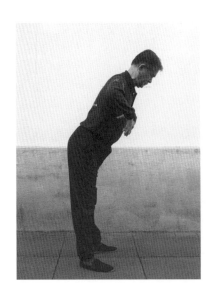

第九式之 1

側面圖：首先將體內廢氣吐盡，吸氣時身體稍向前傾，屁股盡量往後翹，雙手手指提升至腋下，大拇指微碰時已吸滿了氣，吞津、憋氣。

第九式之 2

數秒後，慢慢吐氣，
雙手以慢、長速度往
下壓，並將後翹夾緊
的屁股往前凸，雙手
壓至底時氣亦吐盡。

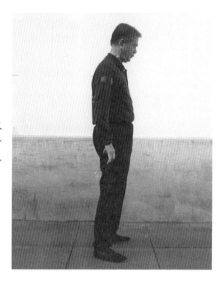

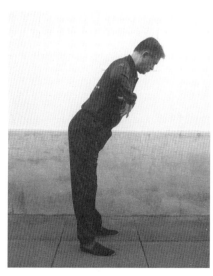

第九式之 3

再慢慢吸氣，雙手手
掌張開，大拇指微碰
腋下時，再度吸滿了
氣，並依第九式之 1
步驟循環練習。

第十式　收功──三下

　　兩腳併立成外八字，雙手自然垂放於身體兩側，吐氣時，慢慢彎腰將氣慢慢吐盡。將雙手垂放於小腿前，手心向上。

　　慢慢吸氣，同時將雙手慢慢由下往上托（捧）起時，腳跟亦隨著吸氣同時緩緩提高，雙手經胸前直至頭頂上，當雙手食指輕碰時，手心再慢慢由相對變成向外（上），此時已吸滿了氣，再次拉高腳跟→屁股夾緊（提肛）→吞津（吞口水）→憋氣。

　　數秒後，慢慢用微張的嘴巴吐氣，雙手再由上滑下至身體兩側，同時彎腰，雙手再滑至小腿前，手心相向（作捧起預備狀），腳跟亦隨著雙手滑下慢慢放平，直至氣吐盡時。

　　再慢慢用鼻子吸氣，雙手手心再度向上，身體慢慢挺直，直至雙手提升至頭頂上時，腳跟亦隨著慢慢提升，當雙手食指輕碰時，手心由相向變成向外（上），此時已吸滿了清新的空氣，再提升腳跟→屁股夾緊（提肛）→吞津（吞口水）→憋氣。

　　數秒後，再慢慢以微開之嘴吐氣，雙手再由上往身體兩側緩緩放下，同時彎腰，當雙手滑至小腿前時，腳跟亦隨著慢慢放平，直至氣慢慢吐盡。再慢慢吸氣，雙手手心向上，由下托起，身體亦慢慢挺直，直至雙手升至頭頂上時，腳跟亦隨著慢慢提升，當雙手食指再度輕碰時，已再吸滿了氣，腳跟再次提升→提肛（屁股夾緊）→吞津→憋氣。

　　數秒後，再慢慢以微張的嘴巴吐氣……如此反覆動作。

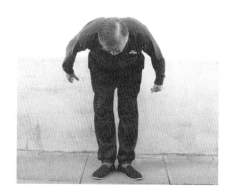

第十式之1

雙腳合併，彎腰，慢慢將體內廢氣以微張的嘴巴吐出。

第十式之2

繼續吐氣，再彎腰雙手由身體兩旁慢慢往內捧回，手心相向。

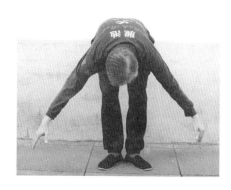

第十式之3

當雙手捧回至腳盤上時，氣已吐盡。

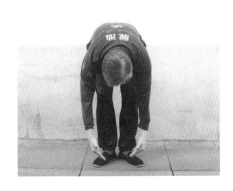

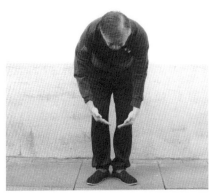

第十式之4

再慢慢吸氣，雙手(手心在上)由下往上隨吸氣亦慢慢由身前捧起。

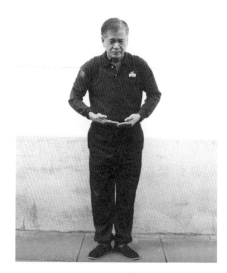

第十式之 5

繼續吸氣，雙手慢慢
由下往上捧起。

第十式之 6

繼續吸氣，當雙手捧
至胸前時，雙手手指
輕碰時，腳尖隨之慢
慢踮起。

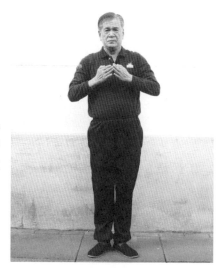

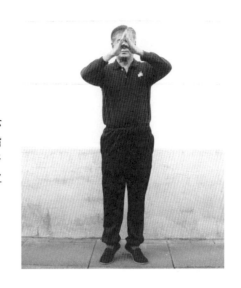

第十式之7

再繼續吸氣，腳跟亦
慢慢踮起，雙手手指
由臉前呈合掌式直串
頭頂上，腳尖亦慢慢
踮起。

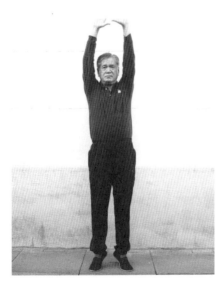

第十式之8

當雙手手指輕碰時，
氣亦吸滿踮腳尖，屁
股夾緊，吞津、憋氣。

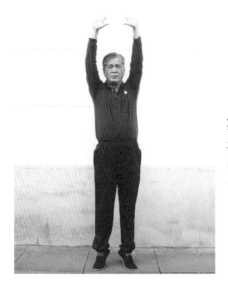

第十式之9

數秒後，再慢慢吐
氣，並將雙手慢慢由
身體兩旁垂下。

第十式之10

繼續吐氣雙手由身體
兩旁慢慢隨彎腰垂
下，腳跟亦慢慢放平。

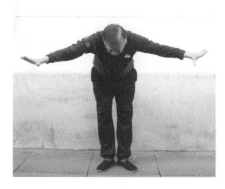

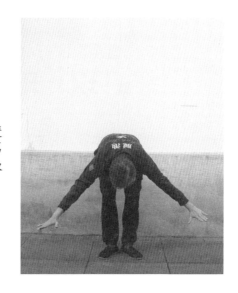

第十式之11

繼續吐氣、彎腰，雙
手慢慢垂縮，再依第
十式之2步驟循環練
習。

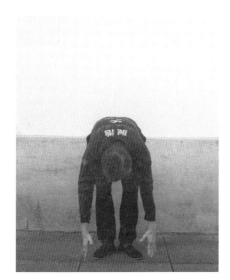

第十式之12

當雙手再慢慢垂縮至
小腿前時，氣再度吐
盡，再依第十式之2
循環練習。

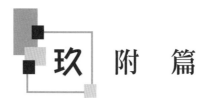

玖 附 篇

一、床上提肛練法（次數不限）

睡前或醒後，將身體平躺於床上，雙腳打開，伸直與肩同寬，全身放輕鬆，意志力集中於下體重要部位。吸氣與吐氣與平常呼吸一樣，首先將下部位（陰部、屁股處）慢慢往上翹（凸），同時將屁股夾緊（提肛），大小腿微抬，腳尖隨著屁股翹（凸）起的同時往下壓。數秒後，再慢慢將屁股放下（放平）時，腳尖亦隨著往後勾，放鬆身體，恢復原來平躺姿態。再將下部位（陰部、屁股）慢慢往上翹，並將屁股夾緊（提肛），大、小腿微抬，腳跟不動，腳尖隨著屁股（重要部位）翹（凸）起的同時往下壓。數秒後，再慢慢將屁股放平時，腳尖亦隨著往後勾，放鬆身體，恢復原平躺姿態，如

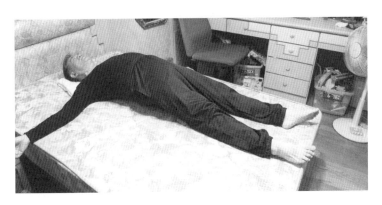

床上提肛之1

將身體平躺於床上，以鼻慢慢吸滿了氣憋氣，並將小腹(陰部)盡量往上凸，屁股夾緊，同時將雙腳腳掌往下壓，數十秒後再將身體放平雙腳掌再向後盡量挺直後勾。

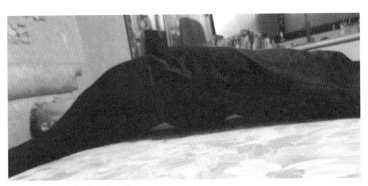

床上提肛之2

屁股夾緊盡量往上凸。

此反覆練習。

此動作簡單易學又不受場地限制，其不僅可

達提肛壯陽、子宮收縮之效，預防尿失禁、子宮下垂、膀胱無力，改善性功能不彰（陽痿）、增強性能力，預防膝蓋退化、膝蓋關節無力、中風、老人癡呆、增強下肢血液循環、清血管、預防血栓等外，亦可收縮小腹減低腹部肥胖⋯⋯等諸多好處（男、女皆可適用）。

二、處處皆可練提肛壯陽功（次數不限）

無論你（妳）是否為上班族、軍公教、警察、消防、醫護、守衛、保全、櫃檯人員、工廠作業員、家庭主婦、退休人員、中老年人⋯⋯等，久站、久坐不起身動一動，不僅易罹心血管疾病、心肌梗塞、中風、肥胖、老人癡呆、痛風、免疫力降低，衍生各種酸痛或疾病，危害身體健康。

倘受上班環境、場所、時間⋯⋯等限定而無法外出運動時，就可忙裡偷閒，站起來動動身、動動手腳、練練久久養生壯陽氣功，久之，你（妳）將會有意想不到的好效果。

（一）站著：前凸後翹（次數不限）

兩腳打開與肩同寬，雙手插腰或自然垂放於身體兩側，吸氣、吐氣與平時呼吸一樣。

首先將屁股慢慢往後翹，往下壓，數秒後屁股夾緊（俗稱提肛）再往前推，往前凸，數秒後，再慢慢往後翹，往後下壓，後再將屁股夾緊（提肛）慢慢往前凸，如此，前凸後翹反覆動作。

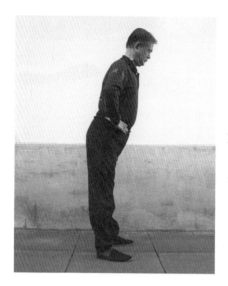

站著之1

吸氣時，屁股盡量往後翹往下壓。

站著之2

吐氣時，屁股（下陰部）盡量以慢速度往前凸。

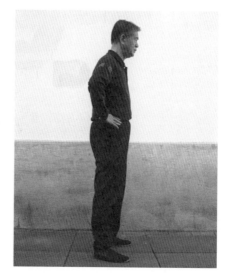

（二）踮腳尖

踮腳尖亦是提肛的一種，除有前述的功效外，亦可預防中風、老人癡呆、降血糖、強陰壯陽、尿失禁……等效果。

雙手插腰或自然垂放於身體兩側，站著或手扶桌椅、牆壁或任一可扶著之物。身體由下往上緩緩提舉並踮著腳尖，屁股夾緊，站著，數十秒後再慢慢將雙腳跟放平。再重複，踮腳尖→數十秒後再慢慢將腳跟放平。

或雙手可由身體兩側慢慢由下往上抬起，直至雙手食指（第二根指）微碰，手心向上，數十秒後，雙手再由兩側緩緩垂下，雙腳跟同時放平，回復原姿。

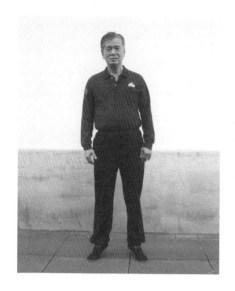

踮腳尖之1

將腳跟慢慢提起，屁
股夾緊，踮腳尖，呼
與吸與平常一樣。

踮腳尖之2

平時站著與人聊天、
等人、久坐、久站、
等公車、過紅綠燈時
……、屁股前凸後
翹，踮腳尖皆可練。

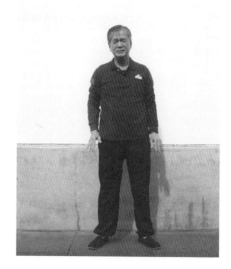

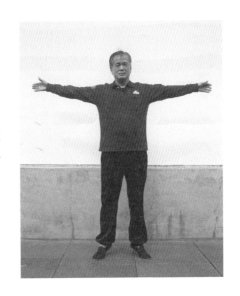

踮腳尖之3

或將手慢慢舉起,慢
慢踮腳尖,屁股夾
緊。

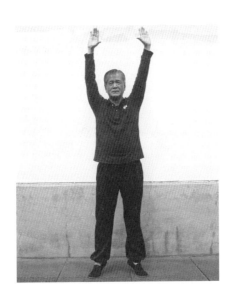

踮腳尖之4

將雙手提起至肩頂
上,踮腳尖,屁股夾
緊眼睛平視,呼與吸
與平時一樣。

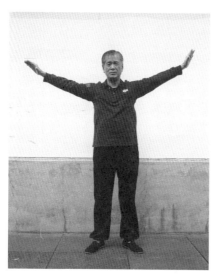

踮腳尖之5

數十秒鐘後，再將雙
手慢慢放下，腳跟亦
慢慢放平。

踮腳尖之6

雙手慢慢放下，回復
原姿再循環練習。

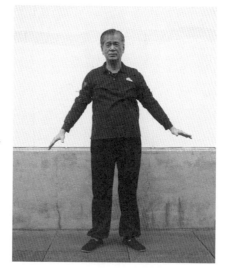

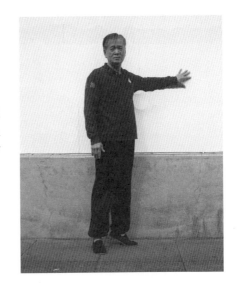

踮腳尖之7

扶著牆壁或其他固定
物，踮著腳尖屁股夾
緊（提肛）亦可練壯
陽氣功。

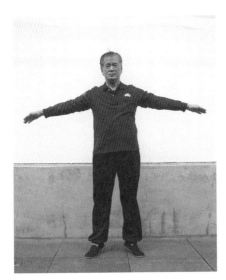

踮腳尖之8

或將雙手伸向兩旁或
碰摸著其他東西，腳
跟慢慢提高屁股夾
緊。

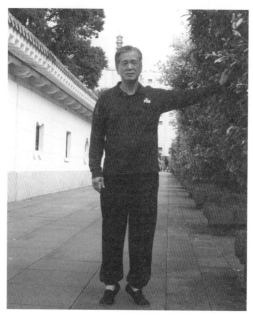

踮腳尖之9

或手拉著樹或其他物品，踮著腳尖屁
股夾緊（提肛）亦可練提肛壯陽功。

　　以上兩式為室內、空氣品質較差、人煙多之處
之練法，吸氣與吐氣與平時呼吸一樣。倘若在室外
空氣清新、空氣品質較佳或樹蔭下、人煙少、車輛
少，無霾害之處，盡量用鼻子慢慢吸氣直至吸滿、
吞津、憋氣。數十秒後再慢慢用微張的嘴巴吐氣，
直至體內廢氣吐盡。

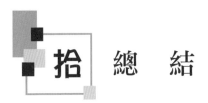

拾 總 結

　　久久養生壯陽氣功是融合氣功、養生健身、壯陽、強陰等多功能運動，動作簡單、易學、有效。

　　筆者自練此氣功已有二十餘年，累積了豐富經驗與實際體驗，並參酌各門派養身、健康氣功、相關雜誌、書刊及練法……研創而成。是部專精於男人──如何提升性功能、增強性能力及女人產後所引起之尿失禁、漏尿、肥胖……等症狀。再則，步入中年（四十歲）後，身體機能日漸衰微、免疫力下降，各種病痛、酸痛、三高、膝蓋關節無力、退化、氣喘、過敏、性能力不彰……等等亦漸漸浮現，為此，如何來加強預防、強身及保健，是「久久養生壯陽氣功」鍛鍊目的。

　　氣功是以呼吸吐納、肢體動作及意識力為基準，而「久久養生壯陽氣功」著重於吸氣、吐氣、提肛、放鬆及意念集中五步驟，其重心皆練及下腹

重要部位（陰部）。故常練不僅可增強免疫功能、減少疾病、增強心肺功能、擴大肺活量、減少走路氣喘、鼻子過敏、降血糖、增強性能力、重振男人雄風，大、小便失禁、膀胱無力、排尿困難、滴尿、膝蓋關節退化、無力、酸痛、暢通氣血循環、血管不堵塞、預防心血管疾病、心肌梗塞、猝死、高血壓、肺腺癌、攝護腺肥大、老人癡呆、中風、強化骨骼、延緩老化以及產後子宮收縮、恢復苗條、美麗肌膚、減少各式腰酸背痛、肩頸酸痛、筋骨疼痛、手麻、駝背……等功效。

健康就是幸福就是財富，當有病痛時方知健康之可貴，有了健康的身體，人生才活的有意義、人生才過得稱心快活，亦帶來全家人的幸福、兒女孝順。勿羨慕他人長壽，該羨慕的是健康又長壽。惟有健康才能創造更美滿、幸福、有尊嚴、受尊崇，到處可趴趴走的優雅生活。

常練「久久養生壯陽氣功」，不但可養身、強陰、壯陽，亦可祛病、延年益壽，期盼能為您帶來健康、快樂、幸福有活力彩色人生。

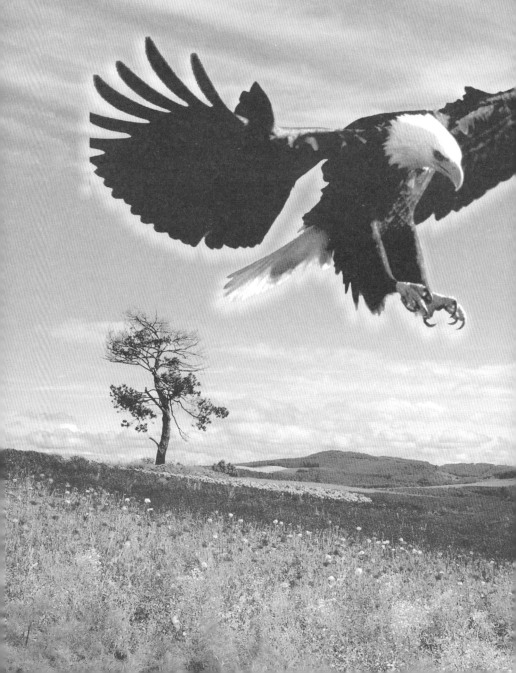

大展好書　好書大展
品嘗好書　冠群可期

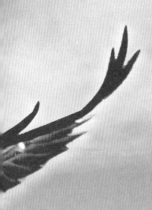

大展好書　好書大展

品嘗好書　冠群可期